EL ESPACIO DEL ENFERMO

H. Daniel Dei

El espacio del enfermo

Problemas y cuestiones filosóficas
en el campo de la salud

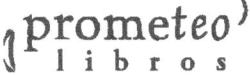

Dei, H. Daniel
 El espacio del enfermo : problemas y cuestiones filosóficas en el campo de la salud / H. Daniel Dei. - 1a ed . - Ciudad Autónoma de Buenos Aires : Prometeo Libros, 2019.
 120 p. ; 23 x 16 cm.

1. Filosofía. 2. Bioética. I. Título.
CDD 174.2

Diagramación: María Victoria Ramírez
Corrección de galeras: Elda Morales

© De esta edición, Prometeo Libros, 2019
Pringles 521 (C1183AEI), Buenos Aires, Argentina
Tel.: (54-11) 4862-6794 / Fax: (54-11) 4864-3297
editorial@treintadiez.com
www.prometeoeditorial.com

Hecho el depósito que marca la Ley 11.723
Prohibida su reproducción total o parcial
Derechos reservados

Índice

Introducción
Sobre el espacio del otro y su identidad en el vínculo terapéutico 9

1º Parte
Ensayos y Conferencias

1. Investigar en Salud Mental: la complejidad de su objeto de estudio 13
   1. Compartir una cuestión epistemológica................................17
   2. De paradigmas y paradogmas 22
   3. El desafío de la criticidad 25
2. El discurso de la filosofía en el campo de la salud-enfermedad 27
3. El espacio del enfermo como identidad de la investigación y la acción terapéutica profesional o sobre la transdisciplinariedad en el campo de la salud... 37
4. Una visión filosófica frente a la problemática de la despenalización de la droga 49
5. Los protagonistas de la salud "Vocación, decisión y compromiso social".. 57
6. La cuestión ética, la perspectiva humana en salud y los discursos sobre desglobalización y globalización.. 61
7. El concepto de Formación en Salud 67

2ª parte

8. Ética y Salud Pública 75
   Salud pública - ética y sin embargo… 76
   ¿Cuándo estamos ante una cuestión ética? 77
   ¿Por qué una cuestión ética y no un problema ético?..............79
   La cuestión ética en salud 80
   El lugar de la mirada. Breve incursión epistemológica............82
   Sentido del juramento hipocrático...83
   Desde el juramento hipocrático al consentimiento informado y los comités hospitalarios de ética 85
   Bioética y salud pública..91

    Brevísimo recorrido por los principios clásicos de la bioética 95
    Algunas reflexiones sobre los principios clásicos de la bioética................96
    Sobre el debate salud individual y salud pública.....................................103
    Apertura para seguir pensando y haciendo… 108
9. Bibliografía general.. 111

Introducción
Sobre el espacio del otro y su identidad en el vínculo terapéutico

Este texto surgió como corolario de algunas reflexiones que tuve la oportunidad de compartir en distintos centros hospitalarios estatales, encuentros académicos y publicaciones en torno de diferentes tópicos vinculados con la problemática de la salud. Por consejo de algunos profesionales y su confianza me permití publicar algunas de aquellas contribuciones, que espero sirvan al propósito de pensar la formidable tarea cotidiana y el enfoque de la gestión en este ámbito esencial de nuestra sociedad. Pero este modo de ver el enfoque de la gestión médica implicará, básicamente, la ponderación de la situación de necesidad, esto es, el universo en el que vive en ese momento el otro que es el enfermo, para lo cual es fundamental hacernos conscientes de que somos responsables de la identidad de ese otro cuando se establece el vínculo terapéutico.

Justamente, el título del ensayo responde a este propósito; propósito que espero puedan comprobar con su lectura, que recorre y sustenta cada una de las diferentes temáticas tratadas. Estas temáticas, empero, siempre fueron pensadas para las circunstancias que dieron origen a su escritura. Obviamente, como fueron escritas desde mi perspectiva filosófica la completan desde un lugar no buscado expresamente. Dos cuestiones, entre otras vinculadas a ellas, quieren resaltar ese propósito que anima a cada uno de los ensayos que pongo a su juicio y que, después de la revisión de una nueva lectura y la aceptación del valor de esas oportunidades que me fueron dadas, dieron lugar a la decisión de editarlos. Esas cuestiones fueron reflejadas en el título principal del libro: *el espacio del enfermo*. Esto explica ante todo por qué se trata de una *cuestión* filosófica, una determinación y elección profesional y ética en el abordaje de la salud, esto es, qué vamos a entender del enfermo concreto que tenemos ante nosotros, cómo vamos a vincularnos con él; no solamente atender la enfermedad teóricamente considerada. Esta elección de la modalidad médico-sanitaria implica de hecho una postura disposicional que transforma radicalmente el sentido de nuestro hacer. Por eso el título del libro busca indagar, entre otros aspectos, si el enfermo tiene un espacio en la atención hospitalaria. Es más, si la comunidad receptora de un servicio tiene un espacio personalizado para que los agentes de salud diseñen y actúen según sus necesidades específicas.

En este aspecto toda vez que hable en el texto de "atención médica", no me estaré refiriendo sólo a los médicos sino a todos los profesionales que, directa o indirectamente, intervienen en el estudio, la atención y el cuidado del ser humano doliente. En muchos casos también se extenderá esta acepción a todos aquellos que de alguna manera cooperan con la formación profesional en este campo cualquiera sea la tarea que realice en el ámbito de la salud. Del mismo modo, espero que sea suficientemente convincente respecto a que la asunción de que la enfermedad la padece singularmente cada ser humano y que en consecuencia el objetivo de salud debería estar puesto en el ámbito propio, el espacio vital del enfermo, podrá comprenderse lo que entiendo como carácter transdisciplinario de la investigación y atención en salud.

Por último, me interesa señalar que usted podrá informarse en qué situación y con qué objeto fueron escritas todas las contribuciones incluidas en este libro en una nota al pie de cada capítulo. Vale la pena mencionar que el capítulo 3 de la primera parte integra dos propuestas realizadas en años diferentes pero con una misma temática. A ese trabajo se ha añadido un comentario especial de la Dra. Mabel Bellocchio de la Universidad Autónoma Metropolitana de México (UAM).

H. Daniel Dei
Noviembre de 2018

1º Parte
Ensayos y conferencias

1
Investigar en Salud Mental: la complejidad de su objeto de estudio

El tema por el que me han convocado los organizadores de este II Congreso,[1] a quienes agradezco cordialmente esta participación, me da la oportunidad de compartir con ustedes algunas reflexiones que intenten ir más allá del quehacer cotidiano de la práctica profesional y de la investigación disciplinar. El desafío de la propuesta me parece que es atrevernos a indagar tanto sobre el objeto mismo de estudio como sobre la disposición actitudinal con que deberíamos enfrentar la tarea de investigar en salud mental.

Tal vez, lo que más interesa de la conversación que inicio aquí y que pretende continuar la exposición del Dr. Alberto Carli, creo que es la posibilidad del intercambio de inquietudes y puntos de vista sobre la complejidad del asunto que abordamos. En efecto, basta con poner atención al título que da lugar a esta mesa de trabajo,[2] para que se nos revele en el mismo acto la complejidad del concepto de salud mental y, con él, obviamente, su objeto de estudio. Y no es para menos.

Sin embargo, cualquiera sea mi propósito en esta conversación no puedo dejar de advertir el peso que el concepto cobra ante nosotros, ya que la mirada reflexiva no puede ponerse en la exterioridad de la simple denominación, que es lo que hacemos en su uso cotidiano, digamos mejor, en el empleo del nombre casi administrativo para referirnos a esta área disciplinar.

[1] Exposición realizada el 23 de marzo de 2007 con ocasión del encuentro de la Asociación Argentina de Salud Mental (AASM) - II Congreso Argentino de Salud Mental y II Congreso Interamericano de Salud Mental.

[2] La temática de la mesa era "La interdisciplina en el campo de la salud y sus implicancias sobre la Nueva Ley de Salud Mental", y estaba constituida además por los siguientes profesionales: Irma Zurita y Alicia Stolkiner (AASM/Hospital Álvarez).

Para que sea posible que su contenido y su alcance se manifiesten claramente a las posibilidades del investigador es menester detenernos a pensar, precisamente, qué decimos cuando adoptamos la salud mental como objeto de investigación, porque apenas ahondamos, aun en aspectos puramente técnicos, aparecen las implicancias éticas y antropológicas, es decir, se nos hace presente la dimensión humana en este campo para poner en jaque cualquier pretensión de neutralidad y de asepsia en el abordaje científico. Sin duda, lo que pensamos con la expresión "salud mental" ha sido históricamente un concepto que ha dado origen a interpretaciones diversas y a discusiones epistemológicas no siempre o casi nunca fundadas en el fenómeno mismo. Como en general sucede en todas las ciencias sociales todo abordaje del objeto de investigación suele partir de una previa tematización. En el caso de la salud mental sabemos, por ejemplo, que por mucho tiempo la idea estuvo condicionada por la visión cultural del investigador. Creo que lo primero para continuar evitando esta sombra epistemológica es comprender y aceptar el relativismo cultural de la perspectiva de cierto modo de hacer ciencia en determinados campos de investigación; no solo en ciencias de la salud. Otro aspecto que podemos recordar en la perspectiva de estas sombras epistemológicas, siempre latentes, es que en este tipo de disciplinas hay una estrecha relación entre el objeto de atención o de estudio y el investigador o profesional. En otras palabras, la relatividad de las distancias psicológicas entre el supuestamente enfermo y el sano que escucha o investiga. Freud y muchos especialistas posteriores de distintas corrientes mostraron bien que existen estructuras psíquicas análogas que operan en uno u otro y que, por tanto, la distancia entre sano y enfermo es relativa respecto de muchos otros factores determinantes. De ahí que hoy es más prudente hablar de multicausalidad o policausalidad de factores que inciden en la manifestación de la pérdida de la salud mental de una persona.

Curiosamente, este concepto de policausalidad o multicausalidad de los factores que intervienen en la comprensión de un fenómeno es poco menos que un principio epistémico elemental para cualquier investigador serio en todas las ciencias sociales. Reducir el fenómeno en estudio a una sola causa o a algunas, sin advertir sobre las limitaciones del procedimiento seleccionado, es convertir una investigación pretendidamente científica en una estrategia ideológica para alcanzar resultados interesados.

Si como define la Organización Mundial de la Salud el concepto de salud mental contempla el bienestar subjetivo, la autonomía, la competencia y la capacidad de reconocerse en las potencialidades intelectuales y emocionales de una persona para asumir las condiciones de la vida corriente, entonces parece obvio añadir que su objeto de estudio presenta una complejidad epistémica que exige ir más allá de un enfoque determinado solamente por los factores psicobiológicos, como a veces se pretende en el afán de convertir a la psicología y, en general, a las ciencias de la salud, en ciencias naturales. Esto asemeja la investigación en ciencias de la salud con los mismos problemas con que se enfrentan las ciencias sociales o humanas. No voy a explayarme en esta oportunidad sobre el grado de pertinencia de esta vinculación, pero sí me parece que la complejidad del objeto de estudio en salud mental nos implica en las mismas reflexiones que si las hiciéramos para cualquiera de las disciplinas que incluimos con el nombre de ciencias sociales o humanas. En efecto, en todas ellas el investigador se enfrenta al universo de valores que contiene los modos de sentir, ser y actuar del hombre. Excepto tal vez en ciertas patologías puntuales, *el modo de vivir* la realidad axiológica constitutiva de cada sujeto es una causa fundamental de los trastornos mentales. Si, además, asumimos que la sociedad actual, con su carga de demandas y expectativas artificiosas y con la disolución de vínculos sociales tradicionales, aumentan significativamente estos trastornos, creo que la consideración de una visión antropológica integral de la investigación en estas disciplinas resulta ya una exigencia no sólo ética sino también epistémica.

Desde esta perspectiva y en el marco de lo que venimos hablando, he pensado conveniente contribuir en esta oportunidad sugiriendo un enfoque epistemológico que tiene directa incidencia tanto en la investigación en salud mental como en la actividad del científico social y en la elección de los diseños metodológicos.

No es gratuita, ciertamente, la problemática de la cientificidad de las ciencias sociales y también en las ciencias de la salud, si las consideramos desde el punto de vista que ya les he comentado, a pesar de lo escrito y debatido con respecto a ello. Desde los extremos de negarle un estatus epistemológico claro y distinto, parafraseando el criterio de evidencia de Descartes, hasta hacerlas voceras con aspiraciones de objetividad científica de legitimaciones ideológicas sectoriales, la escala de opiniones sobre la naturaleza de estas disciplinas no puede soltar amarras de lo que para mí es el *núcleo duro* que fundamenta la actividad de un científico en este campo de conocimiento. Si bien es verdad que podría afirmarse que todas las ciencias son ciencias humanas desde la perspectiva del sujeto, es justo y más preciso decir para ir separando la cizaña del trigo, que ninguna como las ciencias sociales (y de la salud, con más razón de la salud mental), para ser más específicos, pueden evitar siquiera metodológicamente de dejar de dar cuenta de los supuestos con que se acercan a sus objetos de estudio.

Esta realidad epistémico-metodológica común a toda actividad científica se vincula con la correspondencia que existe entre esta actividad, cuya naturaleza es la producción de conocimientos mediante la investigación, y la condición estructural (ontológica) de todo ser humano. En efecto, el quehacer del científico se caracteriza por la tensión entre el saber y la ignorancia; en esa tensión, creo, hay que comprender y valorar su actividad. Por eso su saber es ingente en la búsqueda de objetividad, precisión, rigor, universalidad del conocimiento, aunque este conocimiento siempre acabará por ser provisional. Cuando se pierde la conciencia de esta provisionalidad de los resultados dejamos de hacer ciencia e instituimos una forma de religión desacralizada: el cientificismo. Por eso también la ciencia ha sido históricamente y es todavía una construcción social y no admite, sin desviarse de su finalidad, la apropiación individual de los logros del conocimiento (bueno, al menos hasta que el control privado de la financiación en investigación no termine con este aire humanista y democrático del saber).

Sabemos que propiamente hablando no hay saberes absolutos en la ciencia como no hay certezas absolutas acerca del sentido de la existencia para cada hombre, cualquiera sea su condición. A partir de esta perspectiva, que puede operar como eje articulador de la tarea de un investigador para evitar cualquier clase de arrogancia en la posesión del saber, en especial en ciencias sociales, puede comprenderse, entenderse y aprehenderse la tarea del científico desde una dimensión real, verdaderamente existencial, sin apelaciones abstractivas o momificadas por la letra muerta de las prescripciones y los estereotipos metodológicos, pues no representan las esperanzas y las esperas del ser humano que ha elegido la ciencia como vocación. Y puede apreciarse también la diversidad de enfoques epistemológicos, la búsqueda de caminos (*métodos*) que faciliten el desocultamiento de la verdad —ya que no hay *el* método en la ciencia—, la necesidad de administrar racionalmente (*ordenar*) los procesos y, sobre todo, la honestidad de procedimientos (*criticidad*), como de las implicancias éticas de la actividad (*responsabilidad*). En otras palabras, las incógnitas que configuran nuestra condición finita de lo humano dan sentido a esta actividad en la figura de la tensión por superar el estado de ignorancia por el tipo de saber que llamamos científico, una de las diversas alternativas que se ha dado el hombre para sí a los fines de dar sentido, comprender y moverse en el mundo en el que está situado. Las ciencias sociales en general, y si ustedes me permiten, las ciencias de la salud en particular, viven esta tensión comprometidas enteramente, pues las condiciones de su posibilidad como ciencias obligan necesariamente el hacerse cargo críticamente de la concepción de hombre y mundo con que abordan sus objetos de estudios, tanto en su modo de aproximación (disposición personal, supuestos axiológicos, consideración cultural de los hechos observados, etc.), como en las consecuencias de sus resultados (implicancias ético-antropológicas de sus conclusiones). En otras palabras, y para ser más preciso aún, investigar en salud mental es reconocer la complejidad de un objeto de estudio que nos involucra.

1. Compartir una cuestión epistemológica

Una historia-enseñanza sufí del siglo XIII cuenta que

> [...] un hombre que había descubierto el modo de entender el lenguaje de los animales, caminaba un día por la calle de una aldea. Vio un asno que acaba de rebuznar; a su lado se hallaba un perro, ladrando con todas sus fuerzas. A medida que se acercaba, fue interpretando el significado de este intercambio.
> El perro decía: –Toda esta charla sobre hierbas y pastos, cuando estoy esperando que digas algo sobre conejos y huesos, me aburre–.
> El hombre no pudo contenerse y objetó: –Existe, sin embargo, un hecho central, el uso del heno, que cumple la misma función que la carne–.
> Inmediatamente los animales se volvieron contra él. El perro ladró fieramente para ahogar sus palabras; y el burro con un bien asestado golpe de sus patas traseras, lo dejó inconsciente.
> Luego, volvieron a su discusión.[3]

---

[3] Shah, Idries. "El perro y el asno", en *Cuentos de los Derviches. Historias-enseñanza de los Maestros Sufís a través de los últimos mil años*. Introd. Robert Graves. Barcelona. Ediciones Paidós. 1981; p.85.

Este relato tiene muchos sentidos posibles.[4] Empero, a los efectos de nuestro propósito aquí, la fábula permitirá introducirnos simbólicamente en algunas de las cuestiones que me parecen básicas para comprender la posición epistemológica de las ciencias sociales. Es posible que la comprensión de esas cuestiones facilite una dimensión dialógica entre los investigadores, amparada en un marco de mayor racionalidad y *disposición* a la verdad.

Sin duda, el texto que les leí, como el texto abierto que es la vida de los hombres, revela que no basta con manejar un instrumento de acceso a la realidad para comprenderla, por más que ese instrumento haya sido empleado con éxito en otras ocasiones. Es menester en cada investigación conforme al objeto de estudio ajustar o redefinir el método, las técnicas y los procedimientos. Entender el lenguaje de los animales, aun en este caso sencillo, no lo es todo. Independientemente de que su observación sobre la naturaleza de "alimento" que tienen de común el heno y la carne sea desde un cierto nivel de análisis verdadera, el hombre de nuestra historia no tuvo en cuenta, en ningún momento, otras variables intervinientes, tales como el contexto y los factores axiológicos que están en juego en la disputa. Estos factores determinan el sentido profundo que tiene la diferencia para cada uno de los protagonistas del relato y la razón de su rechazo. Consideró el caso desde *su* perspectiva, sin la criticidad adecuada respecto de la realidad que motivó su intervención. En nuestras disciplinas esto es un pecado mortal, aceptable en la segunda mitad del siglo XIX y principios del XX, pues eran todavía tiempos de un grosero positivismo etnocéntrico que, como las ciencias antropológicas, servían en buena medida a propósitos neocoloniales.

Como adelantamos, la *situacionalidad* del hecho social –o el carácter mismo de la salud mental como un estado sujeto a fluctuaciones de límites no siempre precisos– implica para cualquier investigador en este ámbito del saber un "esfuerzo adicional" al que no está obligado necesariamente el investigador en los otros campos científicos. El objeto de estudio de las ciencias sociales y, por ende, en las ciencias de la salud, involucra desde el

---

[4] Buena parte del desarrollo de lo que sigue en esta exposición fue publicado en la Revista Electrónica de la Facultad de Ciencias Sociales de la Universidad Nacional de Chile, "La Cuerda Floja", n° 10, enero de 1998 (http://www.uchile.cl) e incluido como "Lectura de Texto" en el trabajo de Maeso, Silvia. D. "La perspectiva hermenéutica en Ciencias Sociales" (en Dei, H. D. (edit.) *Pensar y hacer en investigación*, vol. 2. Buenos Aires. Editorial Docencia. 2002; pp. 624-631.

instante de la decisión misma de intervenir en una investigación. Más que un problema de selección de diseño metodológico adecuado, el científico social o, sin ir muy lejos, el agente de salud, se enfrenta durante todo el proceso de investigación y atención con una cuestión epistemológica (y filosófica), cuya *re-solución* –subrayo la expresión– puede condicionar el alcance y la consistencia de sus resultados. El enfoque metodológico será deudor de esta disposición básica que el investigador competente no puede eludir. El fenómeno social en general y el de la salud mental en particular, en todas sus múltiples variedades de objetivación, habla siempre del hombre que somos y que queremos ser; la atención del componente axiológico es por ello determinante a la hora de la pretensión teórica de exigir satisfacciones positivas de una investigación en este campo.

En el contexto de esta charla consideraré el término "epistemología" en su significación restringida, como el estudio de las condiciones de realización –es usual hablar de producción– y de validación del conocimiento científico. Ciertamente, creo que cualquiera que sea el motivo que nos invite a pensar en una aproximación o, mejor, en los modos de aproximación a la problemática del hombre, como ocurre en la tarea del científico social, obliga al compromiso de la radicalidad de ese pensar o, al menos, a destacar un esfuerzo adicional crítico para la determinación de criterios de análisis y fundamentación de la metodología y la elección de adecuados instrumentos de análisis de la realidad social. Y creo, en este aspecto, que no podemos perder de vista nunca que la salud mental es un fenómeno en el que la dimensión social es determinante. Por eso, aun en los más nimios problemas que se pueden plantear durante el proceso de investigación en ciencias sociales, siempre están presentes incoativamente interrogantes de sentido, cuestiones que en muchos casos no se corresponden con el universo de valores en los que se ha formado el investigador. Si no hay una clara conciencia de esto, por ejemplo, la cultura a la que pertenece operará condicionando la comprensión de la realidad que estudia e invalidará el resultado del trabajo de investigación, por más probados que hayan sido en otros estudios los instrumentos de análisis empleados. En este aspecto son ilustrativos los enfoques fenomenológicos aplicados a la investigación etnológica, pues han mostrado que entre el hecho cultural y el dato existe una cierta natural interferencia del observador, la que determina que el dato deje de ser el fiel reflejo del hecho cultural que se quiere comprender.[5] Sin duda que los pre-juicios o pre-conceptos originados en la propia cultura o subcultura del investigador no se pueden suprimir totalmente. Y la subcultura, en el caso del abordaje a la problemática de la salud mental, puede muy bien estar conformada por el tipo de formación que tengamos. Por eso, la focalización de las diferencias de valores debe obligar al investigador a considerar concientemente tanto los alcances y los límites de su interpretación de la información como la singularidad de su objeto de estudio cuando se trata de personas.

El interés por saber si un conocimiento sobre la realidad es o no válido ha dado lugar a una serie de controversias epistemológicas. Un enfoque de estos debates, que ha sido retomado en los últimos tiempos, es la famosa distinción entre *contexto de descubrimiento* y *contexto de justificación*, que Hans Reichenbach (1891-1953)[6], de la Escuela de Berlín, hizo en su libro *Experiencia y predicción* de 1938. Si bien esta clasificación fue pensada por Reichenbach, al parecer, como una justificación pragmática del inductivismo y, también, como una manera de separar lo que constituiría, según la línea general del positivismo lógico, los momentos no racional o extra científico del conocimiento en ciencias, y racional de justificación, que sería la forma como los científicos validan y presentan sus resultados,[7] la distinción sirvió para reconocer y estudiar mejor, después de la segunda mitad del siglo XX, los aspectos sociológicos, psicológicos, históricos y político-ideológicos que influyen tanto en la creación como en la aceptación de una teoría científica. Como consecuencia de la evolución de la problemática de la ciencia, otros epistemólogos completaron esta distinción inicial, restringida inicialmente en su perspectiva, con lo que se llamó *contexto de aplicación*. En este contexto afirma el profesor Klimovsky "se discuten las aplicaciones del conocimiento científico, su utilidad, su beneficio o perjuicio para la comunidad o la especie humana. Se trata de un conjunto de cuestiones que incluso tienen pertinencia para comprender los problemas propios de los contextos de descubrimiento y de justificación."[8]

---

[5] Cf. Bórmida, Marcelo. *El método fenomenológico en etnología*, Buenos Aires. Servicio de Fichas de Antropología. Facultad de Filosofía y Letras de la UBA, 1970.

[6] *Experience and Prediction*. Chicago. University of Chicago Press. 1938; pp. 6 ss.

[7] Cf.Pérez Tamayo, Ruy. *¿Existe el Método Científico? Historia y realidad*. México. FCE,1990;VI, p. 4.

[8] Klimovsky, Gregorio. *Las desventuras del conocimiento científico. Una introducción a la epistemología*. Buenos Aires. AZ editora. 1994; p.30.

Pienso que esta propuesta de conceptualización del conocimiento científico sería verdaderamente útil, sobre todo en la investigación en ciencias sociales si, además, atendiéramos especialmente a la necesidad de estas ciencias de asumir lo que he denominado en otros trabajos *contexto crítico*. Conviene recordar, empero, que estas distinciones en fases o momentos de la producción de conocimientos en un proceso de investigación es simplemente una descripción puramente intelectual. En la práctica concreta de la investigación no existe discontinuidad, pues siempre los aspectos que refieren los distintos contextos son interdependientes y se condicionan mutuamente. Sin embargo, la característica de este *contexto crítico* que agrego –y que creo fundamental– para la comprensión de este proceso, marcará con sello indeleble la dimensión de cientificidad de la investigación. Obligará a la eliminación o, en su defecto, a la explanación de los supuestos y, con ella, las limitaciones en la interpretación de los fenómenos. Con la inclusión de este contexto pretendo expresar, en cierto modo, esa diferencia específica que se olvida en algunos debates de tono fundamentalista para imponer a las ciencias sociales el papel de Cenicienta de la investigación científica porque no pueden identificarse en sus resultados o mimetizarse en sus procedimientos con las ciencias naturales.

Lo que me interesa sugerir ahora a la reflexión y a la experiencia de mis colegas y a todo el auditorio aquí presente es un tema asociado al asunto que estamos tratando. Se trata del examen de legitimidad del uso del término "paradigma" y sus implicancias en la validación del conocimiento producido por los científicos sociales. En la práctica de la investigación en este ámbito, es más frecuente encontrarnos con que el tipo de consenso problemático y metodológico que sugiere Kuhn para validar un procedimiento como científico, en un momento histórico determinado, puede llegar a constituirse en modelo de imposición arbitraria de sentidos. Llamaré a esta distorsión del modelo *paradogma,* por su modalidad de instalación como voluntad de poder mediante un tipo de saber. En consecuencia, será menester disponernos no sólo a replantear la naturaleza de nuestra actitud y vocación científica hacia la producción de estos conocimientos, sino también a abrir un espacio crítico necesario respecto del carácter científico mismo de nuestra tarea.

2. De paradigmas y paradogmas

Sabemos que la originalidad del enfoque de Thomas Kuhn, un historiador de la ciencia con formación de físico, ha sido la asunción de un punto de vista histórico-sociológico, a diferencia de las perspectivas anteriores que examinaban la ciencia desde su estructura lógica. En su ya clásico ensayo *La estructura de las revoluciones científicas* (1962), Kuhn articula su postura epistemológica en torno de tres categorías: ciencia normal, paradigma y revolución científica, pero el punto central de su planteo –y que yo deseo destacar en esta exposición– es que el criterio de cientificidad está fundado por otra noción sociológica: el grado de *consenso*. Este consenso nace del acuerdo de los científicos sobre el tipo de problemas o "enigmas" [según los llama Kuhn en el capítulo IV de su obra], de los cuales debe ocuparse la ciencia y, también, sobre los métodos adecuados que deben utilizarse para solucionarlos.[9]

No me interesa discutir la postura de Kuhn. Sólo intento pensar su aplicación *in toto* a las ciencias sociales. Un paradigma define los problemas y métodos legítimos de un campo de la investigación para generaciones sucesivas de científicos; constituye una suerte de matriz con conceptos y significaciones en las que se puede introducir, sin embargo, un aporte subjetivo, hasta que las contradicciones internas y las anomalías que se van verificando en la actividad científica dan lugar, merced a un logro que facilite la resolución de esas anomalías, a un nuevo paradigma. Algunos de los ejemplos históricos que da Kuhn en su obra [capítulo II], la *Física* de Aristóteles, el *Almagesto* de Tolomeo, los *Principios* y la *Óptica* de Newton, muestran justamente que estas realizaciones científicas tienen de común el hecho de que hayan sido 1) logros que no tenían precedentes y 2) desarrollos lo bastante insuficientes e incompletos como para ser resueltos por la comunidad científica.

¿Es posible aplicar esta noción de paradigma a las ciencias sociales?

Sabemos que uno de los problemas que recurrentemente convocan las discusiones entre los epistemólogos es el carácter científico de las ciencias del hombre o como venimos diciendo, ciencias sociales. Pero las dudas sobre la naturaleza científica de este tipo de disciplinas no pueden surgir sólo de las dificultades teórico-prácticas que de hecho tiene el investigador en su tarea habitual, en tanto que no puede dejar

---

[9] Kuhn, Th. S. *La estructura de las revoluciones científicas*. México. F.C.E. 1971 y sucesivas ediciones.

de involucrarse existencialmente en algún momento de su tarea con lo que se le va revelando durante el proceso de investigación; los mayores obstáculos están precisamente, eso creo, en la idea de ciencia que opera como paradigma en un momento histórico determinado y que prescribe el empleo de ciertos procedimientos, expresiones, temas, y rechaza otros por acientíficos. Hay, pues, una valoración, un componente axiológico o, para decirlo en términos menos eufemísticos, un horizonte ontológico que sostiene las interpretaciones de la realidad, y que tiende a determinar los criterios válidos de análisis y a promover un cierto perfil aptitudinal para que los resultados de una producción científica merezcan ser reconocidos por la comunidad.

Vale la pena que nos detengamos un instante en esta locución: "comunidad científica", y los invito a sopesar, meditativamente, lo que se hace presente en ella, si nos permitimos desconfiar de su carácter obvio. Cito el párrafo final de la *Posdata* (1969) que hace Kuhn a su libro, en relación con la "estructura comunitaria de la ciencia". Dice: "El conocimiento científico, como el idioma, es, intrínsecamente, la propiedad común de un grupo, o no es nada en absoluto".[10]

Para no desviarnos de nuestro propósito, señalo aquí que lo más importante es que el "paraguas" del paradigma, contrariamente a lo que hemos señalado, no obliga a explanar críticamente los presupuestos. En el horizonte garantizado por el paradigma aceptado por la comunidad científica está subsumida una concepción del mundo y del hombre. En tanto y en cuanto este horizonte sea capaz de mantener la legitimidad de una posición en el mundo, esto es, de un espacio de poder y de identidad en el imaginario social de los que integramos los ámbitos científico-académicos, incluye, si no la validación a priori del resultado de una interpretación, al menos de su viabilidad institucional (reconocimiento académico, aportes financieros, etc.) al margen de su efectiva consistencia filosófica, epistemológica o metodológica, e inclusive temática. Es por ello que, a veces, un paradigma, además de permitir durante un periodo histórico el desarrollo de la ciencia sin discusiones epistemológicas, puede funcionar también como *paradogma*, neologismo que me he permitido introducir ya en otros trabajos para poner de relieve que los paradigmas suelen operar como verdades consagradas e institucionalizadas que estrechan el horizonte del conocimiento y lo limitan a las experiencias que se

---

[10] *Ibidem*, p.319.

suponen bien probadas dentro de parámetros preestablecidos, inclusive cuando se admita desviaciones marginales a la autoridad científica. En un plano más profundo de análisis, un *paradogma* es el nombre que doy a las racionalizaciones simuladas de una apuesta de poder mediada por la imposición de sentido de una "verdad" que oculta su esencial carácter conjetural.

En el caso de las ciencias sociales, este fenómeno tiene consecuencias graves, puesto que aun durante la vigencia estelar de un paradigma –y no solamente cuando éste entra en crisis por las dificultades para resolver los problemas, como afirma Kuhn– los conflictos filosóficos y epistemológicos operan desde el control institucional, en la selección de contenidos aceptables por la sociedad científica y académica, y mediante el condicionamiento material a los programas de investigación que no interactúen dentro de los límites del paraguas de intereses ideológicos que sostienen el paradigma. Empero, éste ya no es un paradigma, en el significado que pienso inspira el punto de vista de Kuhn, porque lo que habita detrás de los problemas de las ciencias sociales no son sólo ni siempre desarrollos teóricos insuficientes, sino creencias y decisiones de sentido acerca de lo que el hombre o la sociedad son o se quiere que sean. Se trataría, pues, de un paradogma, tal como lo definimos, en la medida en que la ausencia de entrenamiento en el pensamiento fundamentador (crítico), impide que el investigador social logre, efectivamente, profundizar las contradicciones internas del modelo institucionalizado. La historia del concepto de salud mental y las terapéuticas concurrentes pueden ser un buen ejemplo de esto.

Si, como producción cultural, la ciencia en general es uno de los modos que tenemos para legitimar nuestra situación en el mundo, es indudable, entonces, que las ciencias sociales, en las que incluyo, repito, a las ciencias de la salud, no pueden prescindir de la referencia a la totalidad de su objeto, con las implicancias de sentido que toda investigación en este campo supone en la configuración de ese horizonte ontológico en el que nos movemos como humanos. Cuánto más fuerte es nuestra afirmación, si advertimos que la ciencia en general, además de ser una actividad cultural del hombre, se constituye también como una instancia decisiva del modo en que se hace y hasta cómo debe hacerse presente *todo lo que es*. Justamente, si este proceso subrepticio de legitimación, que se instala privilegiadamente en el ámbito de la búsqueda de la verdad y el conocimiento, se asocia con la figura de un investigador que carece de criticidad suficiente, se enajena el objeto de la actividad científica en aras de un soporte de seguridad logomáquica de verdades psicológicas cuya única finalidad es sostenerse en un espacio de poder de dominio. De esta manera, el *corpus* de problemas y respuestas de una ciencia se convierte en un conjunto de dispositivos paradogmáticos.

3. El desafío de la criticidad

Durante mi exposición he afirmado de diversas maneras que la situacionalidad del hecho social obliga a un esfuerzo adicional del investigador en las ciencias sociales. Este esfuerzo adicional es la disposición y la capacidad de situarse comprensivamente ante el fenómeno para explicarlo. Una explicación que tiene características sustantivamente diferentes de una relación causal típica. Se trata de un desafío que el propio investigador y la comunidad científica debieran autoimponerse para sostener una necesaria crítica de sus puntos de partida, a sabiendas de que hacer ciencia no es estar en la verdad sino buscarla. Aceptar la incondicionalidad de la crítica previa de los presupuestos que configuran sus hipótesis de trabajo, como propedéutica a toda investigación, no es pretender plantear la fagocitación de las ciencias sociales por lo que conviene a la tarea filosófica; simplemente, es asegurar la honestidad de procedimientos, garantizar su propósito científico y desarticular, al propio tiempo, cualquier simulada pretensión legitimadora de la verdad. La cuestión de la verdad para cada hombre es algo más decisivo que los caminos que nos conducen a ella; sin embargo, el empeño crítico para andarlos es la formidable empresa que espera al auténtico investigador científico.

2.
El discurso de la filosofía en el campo de la salud-enfermedad[11]

Los organizadores del encuentro son muy entusiastas. Y me han dado sin más el tema de mi charla. Me han solicitado que comparta con ustedes lo que la filosofía puede decir en este "campo de conocimiento". ¡Formidable y audaz tarea! Permítanme por ahora resistirme a dar por obvio hablar de campo de conocimiento, pues no nos ocuparemos solamente de los aspectos cognitivos como pareciera estar implícito en la idea de "conocimiento" o, tal vez mejor, de cierto saber especializado sobre lo que decimos cuando hablamos de este par de conceptos. En todo caso, sería prudente hablar del complejo salud-enfermedad, y significar aquí por "complejo" la totalidad de las connotaciones que la expresión salud-enfermedad nos mueve a considerar apenas nos lo planteemos como asunto de reflexión.

El primer interrogante que se le presenta a cualquier persona con formación o deformación filosófica frente a semejante desafío vendría de la mano de los alcances de la propuesta. ¿Es posible hablar de un "discurso" de la filosofía sobre este tema? ¿Cuáles son, en cualquier caso, las condiciones que hacen posible la elaboración de un pensamiento sobre la cuestión? Aunque la historia de la filosofía registra alusiones específicas a esta problemática ¿podemos hablar de un discurso filosófico? Por otra parte, no se trata de contar lo que se ha dicho sobre el tema, sino más bien de pensar acerca de la salud y la enfermedad. Más que una debilidad de la filosofía cuando se hace este tipo de preguntas, estamos en presencia de su modo de encarar las cuestiones; es, en realidad, su fortaleza para

---

[11] Exposición realizada el 23 de junio de 2007, durante la "I Jornada Transdisciplinaria sobre el Complejo Salud-Enfermedad", en el Aula Magna de la Facultad de Medicina de la Universidad de Buenos Aires.

hacerse cargo sin concesiones de la interpelación que necesitamos hacer a esta índole de cuestiones. No se busca aportar, como mal se cree y se dice en los manuales, una nueva opinión a la sucesión de opiniones contradictorias sin llegar a resultado alguno. Insisto: la elaboración de un discurso filosófico implica *ab initio* que la pregunta nos suene enteramente, nos implique de tal modo que no pueda eludirse una respuesta que ensanche el horizonte de comprensión.

¿Habrán advertido que vengo empleando la palabra "cuestión" para referirme al tema salud-enfermedad? He evitado usar la palabra "problema". En este empleo cuidadoso del lenguaje ya tienen ustedes uno de los supuestos que fundamentan mi perspectiva. Ya hemos dicho algo importante o, por lo menos, hemos afirmado algo decisivo sobre el objeto de esta charla. ¿Y qué es lo importante que hemos dicho sobre la salud-enfermedad? Que no es un problema. Comprender lo que el par de conceptos es constituye una cuestión, esto es, un interrogante que no acaba con la formulación de una sentencia, una argumentación o un discurso que podamos decir, por más consistente y satisfactoria que finalmente parezca; precisamente porque a diferencia de un problema cualquier respuesta que demos no cerrará el tema. Y si es una cuestión es porque estamos intuyendo que la salud-enfermedad no es sólo un asunto de conocimiento intelectual. El asunto no nos compromete sólo profesionalmente. Es una cuestión que nos atañe de modo particular. Y nos atañe como le atañe a todo hombre en lo que tiene de esencial: su existencia. Empero, a todo agente de salud le cabe especialmente porque la conciencia de estar frente a esa cuestión cambia su disposición actitudinal y, por ende, la calidad del servicio que presta.

Otro aspecto que ya hemos supuesto en lo que va de nuestra conversación es que no podemos hablar de la enfermedad sin referencia a la salud. *Pareciera* a primera vista que ambos términos se comprendieran autoexcluyéndose. Repasemos: 1) no es un problema, un mero obstáculo de conocimiento que podamos sortear; 2) la cuestión nos involucra; y 3) entender de qué se trata parece exceder el saber profesional.

Ahora bien, aunque dispongamos de mayores y mejores conocimientos y técnicas no hemos avanzado más que nuestros predecesores respecto de una respuesta satisfactoria a la cuestión. Sin duda que hemos allanado el campo de ciertas dificultades que le eran extrañas al núcleo mismo del asunto. Es decir, no explicamos las causas de la enfermedad de la misma manera. Pero aun así podríamos preguntarnos si es sustantiva la diferencia de respuesta sobre el tema de fondo. ¿Será verdad que la noción de salud y enfermedad que tienen los médicos no se diferencia de modo sustantivo de la que tiene el hombre corriente? ¿Cuál es la razón de volvernos a interrogar sobre la salud y la enfermedad? Una hipótesis plausible la encontraríamos en el hecho de que la pregunta nos demanda respuestas que, según dijimos, exceden al especialista y alcanzan al hombre mismo. Además, que el asunto exige una respuesta de sentido. En otras palabras, que cualquier discurso sobre salud-enfermedad debería responder a la pregunta sobre el *sentido de la salud y la enfermedad para el hombre en cuanto tal*. Pero, sin ir tan lejos por el momento, podemos suponer que la razón de la conciencia de una respuesta inadecuada al fenómeno confirmaría la idea de Freiherr von Gebsattel cuando dice "a pesar de su formación especializada, el médico [...] vive, en lo que respecta a las cuestiones básicas de la medicina, en un nivel de captación del mundo correspondiente a fases anteriores a su formación profesional, a una *visión natural del mundo*".[12]

Ciertamente, deberíamos valorar lo acertado del carácter interdisciplinario de esta Jornada, ya que estas cuestiones no dejan de resultar extrañas al pensamiento médico o, al menos, a su formación. No así, curiosamente, a su experiencia humana con el enfermo. Y adviertan que digo enfermo y no enfermedad. A propósito de esto nos recuerda von Gebsattel en una de sus obras[13] que si se planteara esta cuestión a un médico puede uno llevarse la sorpresa de que sienta que se le está exigiendo algo extraordinario, diríamos, ajeno a la medicina o a la biología, y se pretenda de alguna manera introducirlo en ámbitos metabiológicos, casi metafísicos. Y cita en su apoyo la aserción de otro médico y filósofo como él, me refiero a Karl Jaspers, que decía "la cabeza del médico se rompe cuando piensa sobre lo que significa sano y enfermo".[14]

---

[12] von Gebsattel, V. E. Freiherr. *Antropología Médica*. Madrid. Ediciones Rialp. 1966; pp.449.

[13] von Gebsattel, *Op.cit*.

[14] En el mismo sentido y sobre la misma base advertida por Jaspers y considerada por von Gebsattel, la importancia de la reflexión del editorial de Antonio Mario Mandujano Valdez en la *Revista de Ciencias Clínicas* (julio-diciembre 2006, volumen 7, núm. 2; pp. 45-46): "El pensar sobre la esencia de la salud o la enfermedad es propio de las ciencias clínicas, pero quienes se ocupan de las investigaciones fundamentales de la medicina habrán notado que las respuestas a este tipo de cuestiones no se han encontrado todavía. Sólo el hecho de reflexionar sobre estos temas es de por sí un avance del

Creo que en buena medida es razonable que resulten ajeno al quehacer médico interrogantes de este tipo, pues esta visión natural del mundo en que se apoyan sus conocimientos especializados es la del hombre común pero, además, porque suele estar formado en una concepción acrítica de la "medicina extremadamente somatizada y tecnificada" que reduce su perspectiva profesional a un saber técnico. De ahí que los interrogantes sobre el sentido de su actividad y de los fundamentos de su acción aparezcan como ajenos a la acción médica, puesto que estos interrogantes demandan una respuesta de otra naturaleza. Una respuesta ontológica y antropológica. Respuesta que, insisto, en ciertas situaciones especiales de la práctica profesional no puede eludir pero que no podrá enfrentar con sosiego si previamente no asume el interrogante como propio, a pesar de que no tenga para sí una respuesta completa.

En realidad, nunca tenemos de una cuestión de esta índole una respuesta completa. En el asunto que debemos enfrentar están nuestras esperanzas y temores, nuestra percepción de los otros, nuestra relación con el propio cuerpo, en suma, nuestro vínculo con la vida. Pero sí podemos decir que en el caso de la salud-enfermedad, el médico tiene la oportunidad de descubrir y elaborar responsablemente una respuesta personal porque la acción terapéutica implica o debería implicar siempre un diálogo con el enfermo. Es con él, con el *hombre enfermo* que podemos descubrir los secretos de este modo de ser y estar que es la enfermedad. A pesar de ello, cuando el médico no está atento al sentido de la acción médica e interroga al enfermo con la clásica secuencia de las categorías aristotélicas, es frecuente que se le escape el ser humano y su interrogatorio sea una mera rutina de enumeración nosográfica o clasificatoria.

Sabemos que este es uno de los temas centrales de la antropología médica, una antropología filosófica y cultural de la acción terapéutica, cuyos primeros testimonios escritos encontramos ya en el círculo de los autores hipocráticos. Sin embargo, la perspectiva de un abordaje integral como propone la antropología médica depende de la actitud del profesional respecto de su propio sentido de la existencia, porque el estado

---

espíritu humano en terrenos que son extraños incluso al pensamiento médico. Todo el que interrogue a un médico sobre el *logos* de la salud o de la enfermedad, descubre con sorpresa que exige de su colega algo extraordinario cuando intenta sacarle del ámbito de su experiencia diaria e introducirle en el de los fenómenos metabiológicos y metafísicos. «La cabeza del médico se rompe cuando piensa sobre lo que significa sano y enfermo». La fundamentación ontológica y antropológica del quehacer médico está lejos de los representantes de una medicina extremadamente somatizada y tecnificada."

de enfermedad supone una situación en la que se nos hace presente la consistencia misma de nuestro ser. Y ese es precisamente el originario carácter ontológico del estado de enfermo: la conciencia de la finitud, de las limitaciones e, inclusive, de la muerte en nuestras posibilidades vitales.

No obstante, esta dimensión ontológica de nuestra existencia no necesita descubrirse en una situación límite o extrema. Se manifiesta ya en el peso axiológico que otorgamos cotidianamente a cada uno de los términos de esta cuestión, por circunstancias menos dramáticas y contingentes o que son simplemente vigentes en el imaginario social. Así, la salud es un valor deseable, en tanto que la enfermedad es un disvalor, lo no deseable, lo no querido ni esperado. La salud reúne entonces para sí todas las notas de "las posibilidades constructivas de esta vida frente a su limitación, su hundimiento, su descomposición o, finalmente, su supresión parcial o total".[15] De manera que la enfermedad pareciera carecer de toda capacidad de significación; se manifiesta en nuestra vida como negatividad, como un trastorno del bienestar hegemonizado por la idea de salud. Pero esta concepción corriente del estado de enfermo y que comparten tanto el médico como su paciente oculta, desde mi perspectiva, justamente la dimensión más humana que expresa la enfermedad: *el sufrimiento*, esto es, el *páthos* de la condición de nuestra existencia, la irrupción de la posibilidad de no ser. Porque si la salud es la victoria de este desplegarse de nuestras posibilidades vitales contra la amenaza siempre en ciernes de la enfermedad, no es menos valedero que en esta situación de impedimento y hundimiento del poder de crear y vivenciar, el ser humano puede, cuando no tiene ya la posibilidad de realizar estas capacidades, comprometerse todavía en otra tarea vital: la de desarrollar valores actitudinales y la de descubrirse en una nueva posición existencial, siempre que quiera y decida construir un nuevo valor de sentido respecto de sí y del mundo. Esta nueva perspectiva que puede asumir el enfermo, el ser humano doliente, a través de la elaboración del sufrimiento y su transformación en conciencia de la inestabilidad en el tiempo de todo lo mundano tiene una doble consecuencia en su situación: 1) sinérgica en la curación y en la relación con el médico, y 2) espiritual respecto de sus posibilidades humanas más elevadas.

---

[15] von Gebsattel, *Op.cit.*; p.457.

Nos enseñaba en esta misma dirección el Prof. Víktor Frankl. Decía: "Cuando asumo el sufrimiento, cuando lo hago mío, crezco, siento un incremento de fuerza: hay una especie de metabolismo. La esencia del metabolismo consiste en una transformación de sustancias, material bruto, en fuerza. En el plano humano se trata de la transformación de ese material bruto que es el destino: el doliente ya no puede configurar el destino externamente, pero el sufrimiento lo capacita para dominar el destino desde adentro, transportándolo del plano de lo fáctico al plano existencial".[16]

Lo que nos está diciendo el Dr. Frankl es que el hombre tiene para sí la libertad de autoconfigurarse aún en las condiciones de limitación de su enfermedad. Esa autoconfiguración de su historia personal, ese sobreponerse a las circunstancias es crecer, madurar en la mismidad, reconocerse en la dignidad de lo humano. El médico no puede ser ajeno a esta posibilidad que también es vital. Su saber no puede agotarse en la exterioridad de las posibilidades de la cura como no se agota el hombre enfermo en sus posibilidades vitales ante las limitaciones. La intervención profesional debe contar con esta capacidad propia del ser humano. La muerte misma es una posibilidad de la vida, no su fin, y así hay que entenderla, porque la muerte acaba con la vida cuando el ser humano no es capaz de resignificar su existencia. El hundimiento de todo poder de ser en la realización y goce del mundo externo, parcial o definitivo, no es necesariamente la negación de la vida, sino –por qué no– un llamado a nuestra capacidad humana más elevada de configurar la existencia: la de comprender la consistencia de su sentido en la clara conciencia de lo que denomino nuestra "condición de marginalidad metafísica", esto es, de descubrir la dimensión de una posición actitudinal frente a la realidad mudable de la vida, expresada en la figura de enfermedad. Esta nueva posición del enfermo frente a su circunstancia, que resalta el significado ontológico y antropológico de los conceptos de salud y enfermedad, hay que entenderla como un nuevo vínculo consigo mismo y con el mundo, sobre todo cuando los lazos productivos y afectivos se desvanecen. ¿Acaso no es este proceso, podríamos decir dialéctico, una nueva victoria de la esperanza de la vida reasumida en una nueva instancia personal gracias a la determinación de la enfermedad?

---

[16] "*Homo patiens* Ensayo de una patodicea", en *El hombre doliente. Fundamentos antropológicos de la psicoterapia.* Barcelona. Herder.1987; pp. 253-254.

Si observamos atentamente este mismo proceso desde el lugar en que los clásicos procuraban dar cuenta de la enfermedad y la salud, advertiremos que bien vale, si queremos aproximarnos a una definición, retomar la antigua tradición hipocrática y pensar la salud como *equilibrio*, de modo que ambos conceptos, salud y enfermedad, refieran a un movimiento único, fluctuante, en el que ninguna de las dimensiones de la existencia personal se excluye. Alcmeón de Crotona (siglo VI a. C.), médico y filósofo, discípulo de Pitágoras, nos ilustra al respecto en algunos de los fragmentos de su pensamiento transmitidos por Aecio, un doxógrafo griego que vivió en 150 d. C: "[…] la salud está sostenida por el equilibrio de las potencias (*isonomía ton dynámeon*) […] El predominio (*monarkhía*) de una de ellas es causa de enfermedad. […] La salud pues consiste en la bien proporcionada mezcla de las cualidades".[17]

Tal vez sea esta orientación conceptual de la cuestión que abordamos más completa o, por lo menos, más útil para una consideración antropológica de la salud y la enfermedad, que la que estimo queda delimitada por el enunciado formulado por la Organización Mundial de la Salud, la cual me parece que se sustenta principalmente en la ausencia de patología más que en la totalidad del sentido único e irrepetible que es cada hombre. Por otra parte, es necesario valorar y sopesar la importancia de ese punto de vista ya anticipado por los antiguos a la hora de pensar el sentido de la acción médica, porque esa visión de la falta de armonía como causa de enfermedad, según pensaba Alcmeón, es también el fundamento de otros paradigmas médicos. "Lo nuevo –afirma en nuestro apoyo Gebsattel–, en las preguntas decisivas de la vida es casi siempre lo antiquísimo. El hombre, tan viejo como el género humano, se escapa del conocimiento por mil desviaciones para después volver a encontrarlo sorprendentemente, como si nunca hubiera sido conocido ni experimentado. Si se desvaloriza la Naturaleza, a continuación palidece el hombre como una sombra espiritual."[18]

Nuestra esbozada perspectiva filosófica coincide con el aporte de las investigaciones de la antropología cultural en cuanto que el concepto de salud y enfermedad se relaciona con las reconfiguraciones socioculturales que realizan continuamente los individuos y la sociedad. Por eso, una visión filosófica de la cuestión permite situarnos en el suelo de la condición

---

[17] Diels-Kranz (B_4).
[18] Cf. von Gebsattel, *Op. cit.*; pp.454-455.

ontológica de lo humano como tal: su naturaleza contingente y, por ende, su estado de tensión permanente entre el ser y el no ser de su existencia.

En este sentido es clave el papel que le cabe a la acción médica para la comprensión del tema que nos ocupa, abrir el camino de una reflexión amplia y bien dispuesta sobre el sentido de la actividad terapéutica. A los fines de preparar ese camino quisiera recoger los tres grados de sentido de la acción médica que Gebsattel nos ha legado, que me parecen apropiados y coherentes conceptualmente con el abordaje que hemos adoptado en nuestra conversación.

Ciertamente, es la relación que se establece en el encuentro entre médico y enfermo lo que permite constituir una base para considerar reflexivamente la acción terapéutica. Este vínculo humano da lugar al fundamento comunicativo de la acción. Una comunicación, digo, sin duda muy particular, en donde la disposición al otro, doliente o sapiente, de cada uno sellará la eficacia del encuentro o su fracaso. Dice el autor que traigo a la reflexión:

"Yo distingo tres grados de sentido en el encuentro del médico con el enfermo, grados que tienen entre sí una relación dialéctica:

1º El grado de sentido elemental-simpatético del haber sido llamado por la necesidad del que busca el encuentro. Este es el grado inmediato de la relación.

2º El grado de sentido del pensar médico, planear, obrar: grado diagnóstico-terapéutico. Este es el grado de enajenamiento de la relación.

3º Un grado de sentido que superará las formas anteriores del encuentro del compañerismo entre médico y enfermo: éste es el grado personal de la relación.

En cada uno de estos grados se encuentran médico y hombre enfermo de modo diferente; en cada uno se requiere al médico en forma distinta: una vez como persona, participadora de una necesidad al ser llamado por la necesidad de otra persona; después como realizador técnico de este llamamiento en el sentido de lucha con la necesidad: el 'médico' en el sentido usual de la palabra, y, finalmente, como compañero personal del enfermo, prójimo de un prójimo, sobre el fondo de la solidaridad del género humano en su relación con lo trascendente, que encierra en sí culpa, sufrimiento, muerte y amor. [...] En cada uno de estos grados el comportamiento del médico está expuesto a un peligro: en el grado de la participación inmediata al engaño, en el grado de la lucha técnica al error y en el del compañerismo a la culpa".[19]

Ahora bien, me pregunto si es posible este encuentro sin que el médico considere como parte de la cura las posibilidades vitales del hombre enfermo, su capacidad de autoconfigurar su historia personal y sobreponerse a la circunstancia de su estado. Estimo que no, a menos que el médico se disponga a abandonar su apego a lo puramente técnico y se deje interpelar sin ocultamientos ni temores por la cuestión ontológica de la salud y la enfermedad, por la dimensión antropológica de su tarea y las consecuencias éticas de su profesión.

---

[19] von Gebsattel, *op.cit.*; p.460.

3.
El espacio del enfermo como identidad de la investigación y la acción terapéutica profesional o sobre la transdisciplinariedad en el campo de la salud

En esta propuesta temática se han integrado los contenidos de, al menos, dos exposiciones cuyos asuntos específicos de tratamiento estuvieron relacionados con lo que debería ser el *carácter transdisciplinario* de la investigación en salud y, por extensión, con un poco más de aspiraciones, el modelo de tratamiento médico. Planteado en estos términos el asunto implicaría que asumir un enfoque transdisciplinar supone un ser humano enfermo y de ninguna manera solamente una enfermedad. Se trata pues básicamente de dos exposiciones, distantes en el tiempo, pero vinculadas temáticamente: la del Congreso Mundial de Salud Mental de 2013 sobre la que trabajamos aquí y las Jornadas Científicas del Hospital Álvarez de 2007, parte de las cuales fueron publicadas en la Revista Argentina de Salud Mental de 2008.[20]

---

[20] 2013 - Congreso Mundial de Salud Mental de la World Federation for Mental Health - Interdisciplina e inclusión social como ejes de intervención (*Social Inclusion through Interdisciplinary Interventions*), realizada en el martes 27 de agosto: Mesa redonda: "Interdisciplinary approach in health and its implications on the Latest Mental Health Act" ("La interdisciplina en el campo de la salud y sus implicancias sobre la Nueva Ley de Salud Mental"). – La otra exposición a que hacemos referencia en el texto es del 31 de octubre de 2007. Fue realizada durante las "Jornadas Científicas del Hospital Álvarez - Interdisciplina-transdisciplina". En este trabajo se agrega al final el comentario que realizó la Dra. Mabel Bellocchio, referido al ámbito pedagógico, en el marco de la Universidad Autónoma Metropolitana de México. 2017. Cf. también: Dei, H. Daniel "El carácter transdisciplinario de las Ciencias de la Salud", en *Conexiones. Revista Argentina de Salud Mental*. Publicación de la Asociación Argentina de Salud Mental. Año 4, nº 12 Marzo de 2008.

Vale la pena mencionar inicialmente el interés por esta problemática. Así, tanto en esta oportunidad como en las anteriores ocasiones el asunto de la transdisciplinariedad estuvo presente. Desde nuestra perspectiva, cualquier reflexión en torno a la transdisciplinariedad en el campo de la salud, no puede estar escindida de la cuestión salud-enfermedad, ni tampoco de su directa relación con el modo más eficaz y responsable de evitar el olvido de lo humano en el vínculo terapéutico, ya que estas cuestiones nos involucran enteramente como personas.

En el marco de estas reflexiones no sólo abordaremos el tópico epistemológico de la significación y los alcances de afirmar el carácter transdisciplinario de la investigación y la práctica profesional en el campo de la salud. También, nos haremos cargo de algunos aspectos que estaban en consideración en una de esas conferencias ya citadas. Esos aspectos estaban relacionados con la Ley Nacional de Salud Mental, la cual había generado opiniones de lo más diversas; muchas de ellas contrarias a distintos articulados de la norma, expresadas precisamente por aquellos profesionales de la salud y del derecho que deben regularse por ella. Entre los aspectos más observados y de interés al respecto están la no especificidad de la incumbencia de los profesionales y el capítulo 5 de la Ley que trata sobre "Modalidad de abordaje".

Por otra parte, estimo que la cuestión de lo que he llamado en otros trabajos *complejo salud–enfermedad* [21] no necesita fundamentación especial. Ciertamente, esta cuestión, nos iguala en el dolor y en la aspiración del trato digno en una situación de indefensión y está a la base de toda consideración epistemológica, médica o jurídica. No obstante, la comprensión de esa noción define en buena medida el paradigma que orienta cualquier acción o intervención en salud.

En el marco de esta última línea argumental pareciera haberse situado el espíritu de la Ley. Sin embargo, no lo estiman así las numerosísimas críticas que siguieron a su sanción. Las opiniones más importantes, sistemáticas, completas y radicales a la norma, por el carácter institucional y profesional de la crítica, son las surgidas de las sucesivas Jornadas Interdisciplinarias sobre Salud Mental y Derecho, organizadas por la Asociación de Médicos Municipales de la Ciudad de Buenos Aires. Como adelantamos, las incumbencias profesionales son el centro de esta polémica y de las más duras disensiones. Afirman estas diferencias en los

---

[21] Cfr. Específicamente el desarrollo de estos temas en el capítulo 2 de este mismo libro.

siguientes términos: …[las incumbencias] "deben ser respetadas", se "las desconoce y pone en riesgo la salud de los pacientes"… o, entre otras declaraciones, la expresada taxativamente por el Dr. Jorge Gilardi en el panel de las primeras Jornadas de la AMM, "La interdisciplina en salud mental": "La ley crea un equipo interdisciplinario otorgando facultades impropias a profesionales no médicos…" Aseveración que ratifica desde la perspectiva jurídica, en el mismo encuentro, el Juez José A. Álvarez, quien en una interpretación de lo interdisciplinario busca justificar su postura sobre la incumbencia. Así, dice: …"si sostener la interdisciplina significa la pérdida del objeto formal propio de mi ciencia [el derecho], de mi incumbencia, se produce una mezcla absoluta, por ejemplo, que como abogado sea un buen médico. Lo interdisciplinario significa que cada uno mantiene su objeto original y no lo reduce, al contrario, lo potencia en contacto con las demás ciencias."[22]

Es evidente que el articulado de la Ley y también las objeciones a ella se sitúan en planos epistemológicos diferentes. Planos epistemológicos que incluyen paradigmas de *modos de ser con los otros*. Por eso se opina desde perspectivas filosóficas diferentes lo que se trata –como asunto de fondo– la cuestión de la salud/enfermedad: la consideración del enfermo, del hombre doliente, y no abstractamente de la enfermedad. Pero esta es ya mi postura sobre el asunto que voy a permitirme brevemente plantear a la luz de algunas consideraciones que parecen colaterales al tema. Esto es, no discutiré la oportunidad de la sanción de la Ley sin previo consentimiento de todos los involucrados por ella, pues este modo de operar no me parece adecuado. Sí me interesa destacar la importancia de lo que agrega la norma a la práctica profesional en el campo de la salud como oportunidad para repensar esa misma práctica.

Detengámonos por un momento en el título-consigna de este Congreso. En castellano: "Interdisciplina e inclusión social como ejes de intervención"; en inglés: *Social Inclusion through Interdisciplinary Interventions*. El título expresa con elocuencia, simplemente, que la inclusión social, la valoración de la dignidad y libertad como persona que siempre es el enfermo, se alcanza *mediante, a través de* ("through") las intervenciones

---

[22] El argumento se sostiene en un error conceptual acerca del término "interdisciplinario", el cual nunca puede implicar una reducción del "objeto original", ya que, el concepto mismo supone necesariamente un diálogo con otras disciplinas. De ahí que ninguna disciplina debe perder su objeto propio si quiere aportar "interdisciplinariamente" al conocimiento.

interdisciplinarias, esto es, mediante la mirada total de su problemática. Y esta mirada total sólo la puede hacer un equipo que por su formación sea capaz de integrar perspectivas en la acción e intervención terapéutica misma. Esta interpretación del título-consigna nos parece que dice más del carácter temático de la inclusión y la interdisciplinariedad, que aquello que parece expresarse en versión castellana.

Entonces, en este punto nos quedan planteados dos interrogantes. 1) *La constitución de esta mirada total* de un equipo de profesionales de la salud. Esto es, determinar el "desde dónde" es esta mirada, pues eso hace la diferencia para que el otro ante nosotros, en este caso el paciente, esté efectivamente incluido. No se trata aquí, como bien inferirán, de dotar sólo de derechos jurídicos al enfermo. **Se trata de darle el espacio de identidad que le pertenece como persona.** Y este espacio es fundamentalmente un espacio existencial que le permite compartir el mundo con nosotros; es una presencia ahí que necesita ayuda humana. Esta ayuda humana incluye pero no se recorta ni se agota con el saber especializado. De ahí que se piense en el concurso de otros agentes de salud, de otros espacios de identidad para compartir un espacio doliente, lo que podríamos llamar con propiedad "el encuentro terapéutico". 2) En correspondencia con este primer interrogante, el segundo refiere al objeto, en este caso, sujeto, cuya presencia genera el encuentro terapéutico. Es desde el enfermo que se constituye la mirada, se articula la acción e intervención del equipo interdisciplinario. No es pues la convergencia de miradas sino la disposición actitudinal a constituir una mirada a partir de la cual hablan las disciplinas y las especialidades. En otros términos, sin salir del propio paradigma no se descubre la posibilidad-teórico práctica de un nuevo abordaje. Insisto: no es una mera sumatoria.

En otros trabajos y presentaciones he hablado en relación con esto de "transdisciplinariedad" en lugar de "interdisciplinariedad". Desde mi punto de vista, la idea de "transdisciplinariedad" aplicada al campo de la atención y la investigación en salud muestra su sentido práctico y su fertilidad metodológica tan pronto como la vinculemos con el enfoque más amplio de la tradición disciplinar de la antropología médica. En otras palabras, se comprenderá el sentido de lo transdisciplinario cuando lo pensemos desde la constitución de la mirada desde el espacio del enfermo, del paciente, y nos pongamos a la tarea de fortalecer, precisamente, su espacio de identidad. Por eso el solo hecho de pensar cabalmente esta noción nos lleva necesariamente a repensar simultáneamente el concepto que tenemos sobre salud y enfermedad. Un concepto que, a pesar de estar presente como telón de fondo durante la formación y la práctica profesional, no es estudiado ni examinado críticamente. El pensar en ello descentra de toda omnipotencia, de toda exteriorización ajena al encuentro terapéutico.

De ahí que también sea necesario examinar el modo como cada uno enfrenta los vínculos que establece con el doliente, la persona que padece un desequilibrio en su estado de salud, sobre todo, desde los presupuestos que tiene el profesional acerca de estos conceptos, que suelen ocultar sus temores o ponen en funcionamiento sus mecanismos de defensa, omnipotencia, etc.

Además de explicar brevemente qué podemos entender hoy con éste y otros términos familiares que han pasado a ser protagonistas de la investigación científica actual, quisiera mostrar su efectiva posibilidad de concurrencia cuando lo que se busca es una sinergia en los esfuerzos que se realizan cotidianamente en el campo de salud.

Vale la pena explicitar, a pesar de su obviedad, que hagamos algunas precisiones en el uso de los términos para ayudarnos en el diálogo posterior. ¿Qué es una disciplina científica? ¿Qué entendemos por tal? Digamos sencillamente que una disciplina científica se constituye a partir de la perspectiva particular con que se estudia un fenómeno. El soporte de esta perspectiva son los conocimientos y prácticas sociales que, en la forma de paradigmas (es decir, teorías, problemas, tecnologías, presuposiciones vigentes) y articulaciones profesionales (controles de la comunidad de referencia, redes institucionales, publicaciones, certificaciones, etc.) operan como vehículos del saber que la sociedad cree tener acerca de los fenómenos que estudian y "poseen" –destaco este término– los especialistas.

Sin embargo, conviene que seamos conscientes que siempre una disciplina científica recorta la realidad: selecciona un aspecto de ella que considera significativo desde su perspectiva particular institucionalizada o consensuada. Así, un mismo fenómeno, por ejemplo, el complejo problemático salud-enfermedad es examinado de manera diferente por las ciencias médicas, la biología, la psicología, la sociología, el derecho o la bioética. Y aunque parezca que se hable de lo mismo, conforme sea el punto de partida, el enfoque filosófico epistemológico en que se apoye la mirada del problema, se hablará de cosas distintas y por tanto también se actuará diversamente. Agreguen ustedes a esta dificultad los enfoques de las experiencias, conocimientos y disposiciones de las especialidades que delimitan aún más la perspectiva disciplinar.

Pienso que el fenómeno de la salud - enfermedad se resiste a quedar determinado en el marco de este tipo de enfoques particulares. Una sola perspectiva no puede dar cuenta del complejo problemático que es la salud-enfermedad. Este fenómeno hace imposible la remisión a un mero objeto en el que pueda seleccionar un aspecto sin consecuencias para la comprensión total de su presencia. Primero, porque nunca es un objeto en tanto que tal, sino un sujeto que interactúa desde sus posibilidades a cada gesto nuestro. En segundo lugar, el fenómeno nos involucra en el espacio de la conciencia de las limitaciones existenciales. Así, cuando pensamos este par de conceptos con que pretendemos designar la realidad de la salud y la enfermedad, de lo enfermo y lo sano, estamos hablando *siempre* de la circunstancia especial de un hombre concreto, de una existencia que se descubre inevitablemente finita en su ser y padecer (aspecto ontológico no contemplado), que *sufre* una alteración biológica, y toma conciencia simultáneamente, aunque sea por instantes, de sus limitaciones psicológicas (cambios en su imagen corporal y comportamientos) y sociales (inadecuación de sus vínculos con los otros y con el mundo). Este punto de vista que acabo de enunciar determina una visión no naturalista del ser humano, e implicaría, si somos coherentes, un comportamiento acorde con esa visión en la práctica profesional.

Este enfoque de la cuestión y la observación sobre los alcances de una disciplina particular nos plantea ahora la necesidad de precisar aún más las nociones de interdisciplinariedad y transdisciplinariedad, porque desde mi perspectiva tampoco es suficiente el contacto o la cooperación interdisciplinaria para abordar la complejidad del fenómeno de la salud-enfermedad.

Estrictamente hablamos de *interdisciplinariedad* cuando un caso, un problema de investigación o un proyecto determinado están articulados en función de un objetivo o un resultado compartido. Se trata de un ordenamiento o, mejor, de una modalidad metodológica diseñada para una circunstancia específica, en la que se contempla la intervención de diversidad de perspectivas científicas para resolver el caso o el problema de investigación, o bien, para lograr un resultado. Hay en la interdisciplinariedad una suerte de transferencia del abordaje metodológico de una disciplina a otra. El valor agregado de este abordaje es la disposición de los científicos o profesionales de cada campo teórico para estudiar un mismo fenómeno o problema respecto de las posibilidades de cada disciplina singular porque el logro es independiente de los enfoques particulares de ellas. Si bien la interdisciplinariedad facilita la inclusión de una nueva perspectiva en el seno de los paradigmas disciplinarios, los supuestos epistemológicos de un diseño metodológico de esta naturaleza no alteran sustantivamente el dominio representativo de la realidad estudiada por cada disciplina. No se alienta en esta modalidad la constitución de un nuevo paradigma teórico-práctico de intervención a partir de la realidad objeto de estudio.

Por el contrario, lo que convoca para mí a un enfoque transdisciplinario es, como ya dijimos, el fenómeno mismo de estudio. Es el objeto de estudio el que determina nuestra visión y obliga a pensarlo en su singularidad. No se trata, como en el caso de la interdisciplinariedad, de que la aplicación de los métodos de una disciplina enriquezcan el cuerpo de conocimientos de otra. Por ejemplo, la física nuclear en la medicina que permite nuevos tratamientos del cáncer.

El prefijo "trans" llama la atención *más allá* y *a través* de los paradigmas propios de cada disciplina involucrada. Y llama la atención porque la "realidad" que tenemos delante tiene una complejidad que no admite ser recortada. Otra vez, digo: es el otro frente a nosotros que nos hace pensar y actuar en dirección a su comprensión y explicación. Ya no se trata entonces de ver solamente desde el campo teórico de nuestra especialidad, sino desde aquello que convoca la atención. Ese otro que convoca nuestra atención frente a nosotros es, repito, una persona, el enfermo, no una enfermedad.

Empero, corrientemente se suele hablar de transdisciplinariedad cuando se emplean términos o nociones comunes a distintas disciplinas científicas, por ejemplo, la noción de "sistema", aunque estas "nociones transdisciplinares" no son siempre unívocas en su empleo. Es obvio que éste no ha sido el sentido que le he dado en esta conversación a la noción de transdisciplinariedad. Mi interés ha sido despertar la reflexión sobre ese aspecto diferente y que creo más fructífero epistemológicamente, cuya visibilidad en las ciencias de la salud es evidente en lo que atañe a su objeto específico, el fenómeno de la salud-enfermedad, el cual sólo puede valorarse, sopesarse críticamente en toda su amplitud, siempre que advirtamos que lo que he llamado hasta ahora "fenómeno de la salud-enfermedad" es algo más singular, concreto y comprometido: es, como expresé, el hombre enfermo o sano, es ese otro que somos cada uno de nosotros o podemos ser en algún momento, pero que por una circunstancia vocacional y profesional estamos situados en la posición de saber y poder sobre él. En este punto, la discusión por el papel de las incumbencias profesionales carece de pertinencia, en la medida en que, por lo demás, sigamos sosteniendo como ya he citado, que en una intervención interdisciplinaria cada disciplina "mantiene su objeto original", que solo se potencia con la contribución de otras disciplinas.

Pienso, por el contrario, que si concebimos la actividad médica y el servicio de salud desde la perspectiva de la transdisciplinariedad, tal como la he intentado describir, encontraremos la oportunidad práctica de reparar la falta de una adecuada y necesaria formación humanista en la acción médica. Será más fácil contar con el potencial vital del hombre enfermo, enriquecer el marco teórico de nuestra disciplina de origen y, fundamentalmente, abriremos la perspectiva de un vínculo con el doliente orientado por el sentido de una profesión, que se define, o debiera definirse, a partir de las necesidades del otro.

*** *** ***

Tal como se expresó en nota 20 al pie, al comienzo de este ensayo, en lo que sigue se publica el comentario que hiciera la Dra. Bellocchio con referencia a la problemática de la educación y la ética del profesional de la salud. El lugar común de ambas enfoques es el interés por la prevalencia de lo "humano" en el ejercicio de la profesión médica, y en el caso de su contribución, subrayando el abordaje educativo.

Hasta este punto, la reflexión epistemológica nos ha llevado a afirmar que siendo iguales en el dolor y aspirando a un trato igual en dignidad, se debería incluir en la formación de los profesionales de la salud una forma especial de transdisciplinariedad, que integre indisolublemente la formación disciplinar con la humanística. Ahora bien, ¿cómo lograr un vínculo semejante entre ambas áreas? ¿De qué manera educar para que en la relación terapéutica haya una primacía de lo humano?

En lo que sigue, esta reflexión se dirigirá a analizar los alcances de esta pregunta en el ámbito de las instituciones educativas, específicamente a nivel curricular, donde debería darse precisamente esa articulación entre la formación moral del estudiante y su preparación específica para el desempeño profesional.

Hace muchos años, un grupo de profesores que ingresábamos a trabajar al Colegio Nacional de Banfield, leímos con asombro, una frase escrita en el pizarrón de la entrada: "Formemos buenos muchachos; si saben… mejor". Sin haber conocido nunca personalmente al autor del lema –justamente el fundador del colegio que hoy lleva su nombre, Eugenio Sarrais Alier– estas palabras marcaron toda nuestra vida docente. Siempre supimos que si formáramos a un muchacho bueno que estudiara –por ejemplo– Medicina, nunca cometería algún fraude profesional: no antepondría sus honorarios a la necesidad de atención de un paciente, no especularía con alargar innecesariamente un tratamiento, no consideraría nunca totalmente suficientes sus conocimientos, no asumiría una responsabilidad para la cual no estuviera preparado, no se aprovecharía de la indefensión del que sufre, no impondría un diagnóstico sin estudios previos, y así sucesivamente.

Sin embargo, nuestra gran desilusión llegó cuando supimos cuán lejos están las instituciones educativas de formar a esos "buenos muchachos". Y pese a los reiterados intentos que se ostentan en declaraciones, misiones y visiones, se siguen cometiendo algunos errores históricos, tales como los que se enumeran, a continuación:

1. *Creer que el objetivo de la formación moral se cumple enseñando Ética, sin más.* Este error se comete cuando se pretende que un muchacho se forme moralmente a partir del aprendizaje de la Ética, como si esperáramos que alguien tenga buena salud aprendiendo Anatomía. Incontables horas de historia de las ideas éticas acerca del problema moral –que a eso se limita la enseñanza de la Ética actualmente, en la mayor parte de las instituciones educativas– se invierten en la Educación Superior, esperándose en vano que mejore el comportamiento de los alumnos, a partir del aprendizaje de meras teorías. Se aclara: No está mal aprender historia de la Ética y hasta es necesario, del mismo modo en que lo es aprender Anatomía. Pero si de lo que se trata es de lograr cierta intervención benéfica en el comportamiento del estudiante, ése no es el camino. A este error lo podríamos denominar *teoricismo ético*. Y lo cometen innumerables

instituciones de Educación Media Superior y Superior que atiborran los programas de nombres, fechas y teorías que en el mejor de los casos, se comprenden pero que en la mayor parte de los casos se olvidan y que, casi en ningún caso, rozan siquiera la conducta del estudiante.

2. *No definir correctamente el perfil profesiográfico de quien enseña la disciplina.* Admitir, por tanto, a cualquier profesional para impartir la asignatura, como si la Ética no fuera una disciplina de saberes específicos que requieren una competencia especial en el área. Por ejemplo, en el nivel medio-superior, la Secretaría de Educación Pública, en México, hizo una convocatoria pública para ocupar plazas docentes de Lógica y Ética para el ciclo 2014-2015 en el Bachillerato y el perfil profesiográfico definido para concursar incluía a "contadores, pedagogos, veterinarios, historiadores, matemáticos, e ingenieros, entre otros".[23] Del mismo modo, la Facultad de Medicina de la Universidad Nacional Autónoma de México, para que puedan impartir la asignatura de Bioética Médica y Profesionalismo, en la actualidad, solicita a los docentes "tener un licenciatura en medicina, antropología, historia, odontología o filosofía".[24]

3. *No asignar un espacio curricular lo debidamente suficiente como para asumir un programa de educación moral, a lo largo de todo un ciclo.* Este error, gravísimo, muestra el desconocimiento que hay del área, a la que se le asigna un mínimo valor en créditos y horas de enseñanza. Hay innumerables ejemplos de ello y nada más como muestra se mencionará el Plan de Estudios de la Licenciatura en Medicina de la Universidad de Guadalajara, donde de los 448 créditos sólo 5 corresponden a Bioética y Normatividad.[25] Este mínimo espacio curricular genera ante los alumnos la percepción de que los conocimientos éticos conforman una asignatura "de relleno" o que hay que cursar "por obligación", porque desde el mismo diseño curricular se la está subestimando.

4. *Utilizar ese espacio mínimo con mandamientos, catecismos, sermones o códigos de ética, paradójicamente, sin fundamento ético.* A este error, que podría denominarse *moralismo*, lo cometen innumerables establecimien-

---

[23] http://www.jornada.unam.mx/2014/09/26/sociedad/041n2soc
[24] http://www.facmed.unam.mx/fm/pa/2010/IV_rc_bmedica.pdf
[25] http://www.cucs.udg.mx/principal/medicina/plan-de-estudios

tos educativos cuyos programas, por lo general, se gestan a partir del fracaso de la enseñanza de la Ética teórica y que esperan lograr cambios de conducta, pero a partir de reflexiones vinculadas más a dogmas morales y religiosos que a la reflexión filosófica. Generalmente, la asignatura se denomina Ética Profesional y su alcance se limita a la inculcación de la normativa deontológica específica.

5. *No incorporar a los planes de estudio la asignatura de Epistemología.* Todavía este espacio de "conciencia de la ciencia" que debería formar parte de todo *curriculum* universitario apenas si forma parte de alguno. Justamente la principal cuestión que se plantea en esta reflexión, a saber, el lugar que debería ocupar la Ética en la formación en ciencias de la salud, articulada transversalmente al desempeño profesional, es de índole epistemológica. Pero, desde dentro, los programas educativos nunca podrían tratarla porque justamente, carecen de ese espacio de reflexión epistemológica. Como un dato curioso, se podría mencionar que el Libro Blanco del Título de Médico Cirujano, de la Agencia Nacional Española para la Certificación y la Acreditación (ANECA), no menciona el término 'Epistemología' ni siquiera una vez en sus más de quinientas páginas. Considerando el impacto que dicho libro tiene en la educación superior latinoamericana por trazar los lineamientos curriculares de la educación superior, se podría inferir que la omisión española muy probablemente se replique ampliamente en América.

La pregunta que hasta aquí nos trajo, a saber, cómo integrar indisolublemente la formación disciplinar con la humanística, especialmente en el área de las ciencias de la salud, nos permitió reflexionar sobre los errores que nos alejan cada vez más de lograr dicha integración. Pero no todo está perdido. Afortunadamente, la escuela y la universidad son espacios artificiales que admiten cambios; las instituciones se crean con fines explícitos y si estos fines no se cumplen siempre es posible modificar las condiciones para que esto sea posible. En este sentido, y para evitar que se cometan los errores identificados, se requeriría: a) retomar la educación moral de los estudiantes, en el marco de la enseñanza de la Ética; b) encargar esta misión a los graduados en Filosofía que, además, cuenten con algún posgrado en Ética; c) asignar a estos fines un espacio curricular mayor que permita hacer un seguimiento en la adquisición de saberes teóricos y hábitos de comportamiento profesional a lo largo de toda la formación; d) no restringir las enseñanzas a meros mandamientos carentes de pensamiento crítico, y por último, e) incluir la asignatura de Epistemología en todos los programas educativos, a fin de que los alumnos tengan una cabal conciencia de los alcances de su disciplina específica y comprendan cómo desde esa misma especificidad surge la necesidad de la formación moral y la criticidad del propio saber de los futuros profesionales.

Cuando se genere este espacio singular, se estará partiendo de mejores condiciones para aprender Ética como corresponde: desde sus fundamentos teóricos hasta la praxis humanística propia del desempeño profesional. Sólo así, se concibe lograr esa anhelada transdisciplina que plasme en el desempeño de los profesionales de la salud, el trato digno que todo paciente merece. Sólo así se presume posible formar buenos muchachos, que si saben...mejor.

4.
Una visión filosófica frente a la problemática de la despenalización de la droga[26]

El tema con el que me he comprometido es un asunto humano que excede ampliamente los límites de la ciencia médica y jurídica. Por lo tanto, la complejidad de matices que su abordaje reclama no van a poder ser considerados en detalle en esta brevísima exposición. Quiero, al mismo tiempo, advertir como principio general, que cualquier consideración legislativa al respecto que no sea capaz de evitar discusiones de ribetes políticos extratemáticos, ofrecerá todavía más debilidades que nuestro modesto debate para un tratamiento satisfactorio de la cuestión. En ese caso, la necesaria intervención del Parlamento estaría condenada por el juego de falacias argumentativas e intereses mezquinos de poder de dominio que alejarían la dimensión del problema del único punto importante: la dignidad de las personas involucradas y el destino de la comunidad a la que pertenecemos.

He titulado conscientemente mi contribución: "Una visión filosófica frente a la problemática de la despenalización de la droga". Entiéndase entonces para ser consecuente con mis anteriores afirmaciones que es "una visión". Y una visión filosófica. Ello implica que muchos de los aspectos más técnicos, jurídicos y médicos de la cuestión, los dejo en el buen criterio profesional de mis colegas aquí presentes. Una visión filosófica pretende aportar una perspectiva diferente, generalmente no considerada en los debates pero siempre supuesta en la legitimación de

[26] Exposición realizada en la II Jornada de Ciencia y Tecnología UM2008, organizada por la Secretaría de Ciencia y Tecnología de la Universidad de Morón. El tema de la Mesa Redonda era "Adicciones: Despenalizar la tenencia para el consumo de drogas, ¿sí o no?", 28 de agosto de 2008, Morón, Provincia de Buenos Aires. Argentina.

los argumentos esgrimidos a la vez que presente en el dolor de los que sufren las adicciones, directa o indirectamente, esto es, por sus implicancias en la capacidad de autonomía de los sujetos que las padecen o por las consecuencias sociales de sus conductas. Una perspectiva filosófica está orientada entonces necesariamente a pensar los fundamentos existenciales del problema y a considerar los alcances antropológicos y éticos de las decisiones que derivan de él.

La incumbencia de la perspectiva filosófica en el debate no puede ser soslayada. Baste repasar mentalmente lo que entendemos desde las ciencias por droga y adicción en estas conversaciones, cualquiera sea la postura, para advertir que hablamos de un trastorno de efectos psíquicos y físicos compulsivos, cuyo consumo refiere siempre a una modificación de las funciones naturales del organismo, pues afecta el sistema nervioso central y las funciones cerebrales y produce alteraciones, en algunos casos irreversibles, en el comportamiento, la percepción, el juicio y las emociones. Por consiguiente, no hay que interpretar con mucha agudeza que este tipo de drogas, lejos de contribuir a restituir un estado de salud en el individuo, pareciera acotar progresivamente la libertad de los sujetos a la iteración de impulsos que satisfagan su necesidad de consumo, en una carrera creciente de mayor dependencia y acelerada pérdida de todo principio de realidad. Y esto significa sencillamente un proceso que va vaciando a las personas de toda capacidad de discernimiento axiológico para conectarse con su entorno y establecer vínculos concientemente placenteros con sus semejantes.

Sin embargo, este proceso al que acabo de aludir que, dicho de otro modo, constituye un vaciamiento del sentido del mundo y de la vida, no responde solamente a inclinaciones personales. Es la respuesta de los más débiles, psíquica y espiritualmente, a la realidad social en la que vivimos y, sin duda, el resultado de la lógica propia en que nos movemos y tratamos de ser en una sociedad poco menos que "anómica".

Queda claro entonces que el fenómeno que nos ocupa, si se quiere analizar en profundidad, solamente puede comprenderse y enfrentarse si consideramos la totalidad de las dimensiones en que se manifiesta. Por eso, así como aceptamos que hay una dimensión social (en la que incluyo lo político, jurídico y económico, aspectos que suelen exceder la jurisdicción de los Estados), y una realidad psicofísica, tanto social como individual de los efectos de la drogadicción, claramente deberíamos aceptar que existe también una dimensión ontológico-existencial subyacente a la manifestación de este fenómeno. Esta dimensión, que no tiene nada de abstracta, una vez descubierta y aceptada, es la que nos ayuda a visualizar el carácter determinante, concreto, de la tensión de identidad que viven las personas en las condiciones de la globalización mediática de este fenómeno; condiciones que generan representaciones sociales benignas y hasta necesarias del uso de estupefacientes y, por consiguiente, de la presencia de la droga como algo obvio, cotidiano, como recurso de seudo satisfacción a la mano, en los modos de interacción social públicos y privados. En definitiva, la realidad de su existencia como problema en todos los órdenes de la vida humana. En otras palabras, puede decirse que el fenómeno obedece a una multicausalidad que podría expresarse en una suerte de *maniobra* convergente, lo que me hace pensar –de ahí la elección del término "maniobra"– en el carácter voluntario de la acción, tanto de los sujetos que la consumen como de quienes la producen, comercializan y medran con su circulación. Así, es fácil ver que: 1) la corrupción institucional, que viene de la mano de las ambiciones de poder de dominio, falsamente legitimadas o simuladas por circunstanciales líderes que contribuyen a la existencia de las bandas de narcotraficantes y a la instalación del facilismo como *modus vivendi* y técnica de manipulación en los niveles de población con menos contención psicosocial (sean éstos sectores excluidos socioeconómicamente o de mediano y alto poder adquisitivo), implica la existencia de una conciencia responsable que aprovecha, permite por omisión o acción que el fenómeno deteriore todo el tejido social; y 2) la promoción seudo educativa y la exaltación mediática consecuente de una lógica de derechos sin obligaciones ni responsabilidades, la ponderación social de las experiencias de la inmediatez, el goce de la satisfacción instantánea y puntual y la imposición del cuerpo como único valor, en cuyo espejo se reflejan niños, jóvenes y adultos inmaduros, sumada a la sujeción al mandato social del éxito y a la relativización de todo compromiso con los otros, supone en el punto de partida también una elección preferencial respecto de otras posibilidades que puede ofrecer la vida, aun cuando las condiciones contextuales no sean ciertamente las más adecuadas.

Se comprenderá a esta altura por qué afirmé al comienzo de esta charla que la propuesta temática es un asunto humano bien difícil. Se dan cita en la cuestión desde la dolorosa e infeliz experiencia de la libertad de una persona, a quien, sin duda, la comunidad debe auxiliar mediante mecanismos eficaces, hasta el genocidio perpetrado como negocio en el que interviene una diversidad de eslabones de una larga cadena de intereses. Empero, curiosa y paradójicamente, nos planteamos si debemos penalizar la tenencia personal de drogas o no.

O la disyuntiva está mal formulada o se confirma que padecemos de cierta tendencia esquizoide. Así, somos testigos de que el Estado, las organizaciones sociales y sanitarias con la cooperación de la población vienen haciendo esfuerzos importantes para controlar el consumo de tabaco. Lo mismo puede decirse en cierto modo sobre el alcohol. Estos programas han demandado grandes inversiones en recursos de toda índole. Pero la sola mención de estos hechos dispara numerosos interrogantes. Preguntas que, por su obviedad, deberían ser desocultadas en el debate. Por ejemplo: ¿Qué necesidad hay de abrir un nuevo frente de batalla, despenalizando el consumo de drogas, problemática cuya complejidad es insospechada y para nada reglada? ¿Acaso los intereses vinculados a la droga y al comercio ilegal de estupefacientes no superan largamente en capacidad de maniobra las restricciones o resistencias que tuvieron inicialmente los programas de control de consumo de tabaco y alcohol? Aun así, ¿no son punibles en la actualidad los excesos de alcohol en los análisis de alcoholemia y la venta de bebidas a menores? ¿Por qué entonces la despenalización del consumo al mismo tiempo que la penalización de la venta? ¿Cómo explicar al consumidor de drogas de paco, crack, cocaína o marihuana que su consumo le hace daño si no es delito? Y si no fuera punible, ¿no tendría la obligación de informar cuando la justicia lo requiriese para conocer dónde compró la sustancia que consume? ¿Los que consumen no saben ya que les hace daño? ¿No dan cuenta de este daño quienes han podido salir de esta situación después de un largo y penoso tratamiento? ¿Quién asegura que la despenalización permitirá reducir el consumo en lugar de estimularlo?

Las preguntas pueden sucederse sin fin. Lo que me parece claro es que *el planteo no puede limitarse a la despenalización del consumo*. Instalar en la opinión pública el tema bajo la máscara del padecimiento de quien la consume es a todas luces una falacia argumentativa, engañosa y distractiva, orientada a manipular la realidad del problema y beneficiar en última instancia a quienes comercian con la muerte. El consumo de drogas ilegales no es un asunto individual, personalísimo; no afecta solamente la privacidad. Como tampoco es un asunto individual fumar en un ambiente donde haya personas que no desean hacerlo, cualquiera sea la causa de su deseo. Y esto ya no es una discusión en nuestra sociedad. Todos sabemos que hacerlo contra la voluntad de los no fumadores es violar derechos de terceros.

¿Por qué pues la limitación del consumo de tabaco o alcohol no afecta el derecho a la privacidad de las personas y sí, en cambio, el consumo de estupefacientes?

Existe consenso científico acerca de que el consumo de drogas limita o anula la autonomía de las personas. Les impide controlar su comportamiento. ¿Qué quiere decir esto? ¿Cuáles son las consecuencias ético-antropológicas y sociales de esta información? La libertad de los seres humanos se gana contra sí mismos. Esto es, si no hay capacidad de auto-limitación no ejercemos efectivamente la libertad. La idea del ejercicio de una libertad absoluta, sin condiciones o sin límites es una contradicción en los términos. Es su negación. La libertad siempre es determinación de un bien que preferimos entre otros. Preferir todos los bienes es elegir ninguno. Si aceptamos que la libertad es además un bien social al que aspira toda sociedad democrática, y más aún, de personas, entonces el ejercicio de nuestras libertades individuales no puede ser ajeno al compromiso con los otros que forman parte de la sociedad en que vivimos. Libertad y responsabilidad son figuras de un solo acto: la capacidad del ser humano de darse un orden de sentido en el que ha decidido vivir.

Si consumir el tipo de drogas que hemos puesto en consideración es un acto privativo de las personas, entonces, necesariamente quienes las consumen son responsables jurídica y moralmente ante la sociedad cuando sus efectos perjudican a terceros. Esta afirmación es independiente de la comprensión social que debemos tener –y que de hecho se tiene– con quienes padecen de drogodependencia. De ahí que no se invalidan las consecuencias legales derivadas de las alteraciones de su comportamiento (accidentes, asesinatos, robos, promiscuidad social, etc.). Si no lo son porque la adicción a ellas es en definitiva una enfermedad por la cual las personas no pueden responsabilizarse de sus actos, entonces estamos aceptando que efectivamente es un mal que debe evitarse, un desequilibrio en la salud individual de las personas y del cuerpo social y, por consiguiente, una responsabilidad del Estado que debe proteger física, psíquica y socialmente a los ciudadanos. A los consumidores por su enfermedad y a los no consumidores por las consecuencias de su comportamiento. Con muchos esfuerzos individuales, contribución de ONGs, y limitaciones institucionales se trabaja a favor de los consumidores. Sin estrategias y medios públicos suficientes dejamos a la buena de Dios las consecuencias sociales de las alteraciones del comportamiento que derivan del consumo de estupefacientes.

En síntesis, a la pregunta de la mesa que dio lugar a esta contribución mi respuesta es *no*. Creo que despenalizar el consumo de la droga altera y potencia toda la cadena del delito. Y no vale el argumento expresado en la distinción "drogas blandas y drogas duras". La experiencia es testigo de que unas llevan al consumo de las otras. Por otra parte, la necesidad de consumo favorece la existencia del producto y su comercialización. Oferta y demanda no pueden separarse. Hay pues también una responsabilidad legal del que consume que, en la mayoría de los casos, es el primer promotor consciente o desesperado de la circulación de la droga entre sus compañeros o amigos. Para no hablar de los sospechosos mecanismos de represión, "mexicaneadas" y demandas no controladas seriamente por los países que más consumen.

Sin acciones gubernamentales coherentes, integrales y respaldadas con auténtica voluntad política no puede enfrentarse esta cuestión. Lejos de combatir el daño que causa en las personas y por extensión a toda la comunidad, se contribuye a alimentar la lógica que sustenta la modalidad de interacción social y el imaginario de la sociedad en la que vivimos: individualismo, narcisismo, seducción por el éxito a cualquier precio, competencia sin reglas como estrategia, relativización del esfuerzo, afán desmedido de lucro y fascinación por las experiencias extremas instantáneas.

Aun en condiciones económicas y sociales adversas, las personas saben que la vida es un bien, una posibilidad. En realidad, es el único bien sobre el que se puede construir una historia personal y la historia de una comunidad. Pero así como existe una diferencia entre vivir y vivir con conciencia de la gracia que es la vida, respetar el bien que representa es una virtud que se modela en el tiempo solamente con la educación testimonial, tanto en el seno de las familias, en las aulas, como a través de modelos de identificación social no contradictorios de dirigentes, líderes, educadores y figuras circunstancialmente mediáticas en cada uno de los ámbitos institucionales u organizacionales que componen nuestra sociedad. Nada asegura que la despenalización disminuya el consumo. Más bien, todo hace suponer por la envergadura de los intereses en juego (países, traficantes, organizaciones terroristas *ad hoc*, políticos y agentes de seguridad comprometidos, comerciantes del espectáculo sin escrúpulos, etc.), que su despenalización aumentará la marginación de los que ya viven marginados, los "muertos vivos", que día a día se destruyen con el paco. ¿Qué aportamos nosotros como docentes? ¿Cuánto somos capaces de cambiar para que este mal que vacía a nuestros hijos de todo sentimiento de futuro desaparezca?

Una comunidad sin esperanza no tiene destino. Y la esperanza es la confianza de ser y existir en la posibilidad de un horizonte de sentido, horizonte de la autonomía de las personas que crecen aligerando sus cargas de las dependencias de los miedos y de las incertidumbres. Y esto no se resuelve con acciones reactivas, debates parciales y evasivos, siempre contingentes, o con imposiciones de poder de dominio.

5.
Los protagonistas de la salud "Vocación, decisión y compromiso social"[27]

Agradezco la amable invitación de los organizadores a compartir con ustedes alguna reflexión sobre el tema propuesto. Cuando busqué ordenar mis pensamientos en torno a la consigna de esta mesa, no pude menos que establecer una analogía temática con el título que di a mi exposición durante el Congreso Mundial de Salud Mental, que se realizó en la ciudad de Buenos Aires, hace unas semanas atrás. En esa oportunidad, el título era: "El espacio del enfermo como identidad de la investigación y acción terapéutica profesional".

La relación se me ocurrió pertinente ya que, en esta ocasión, me preguntaba: ¿Qué es lo esencial en la tarea de promoción y atención de la salud desde la perspectiva de la política sanitaria que nos encuentra reunidos aquí? O bien, más sencillamente: ¿Cuál es el foco del esfuerzo de los equipos de salud? Advertirán rápidamente ustedes, que ese foco es la comunidad concreta, específica, en la que el centro de salud se encuentra situado. Ciertamente, así como hablábamos de "enfermo", de "espacio del enfermo" –y no de enfermedad, en abstracto– en tanto que paradigma de abordaje de la realidad del complejo salud enfermedad, tenemos en nuestro caso y para el asunto que aquí nos ocupa lo que podríamos denominar el "espacio de la comunidad", el "espacio de identidad de la comunidad", pues, efectivamente, es *desde* la comunidad ante nosotros –y no solamente *con* la comunidad, como bien propone la OMS (1991) aunque a nuestro criterio de modo insuficiente– que deberíamos pensar

---

[27] 6º Congreso de Atención Primaria de la Salud de la Provincia de Buenos Aires - 4º Encuentro Nacional de APS - *Los protagonistas de la salud. Confrontación y construcción de saberes.*- 11-12 y 13 de Septiembre de 2013 Gran Hotel Provincial de Mar del Plata - Mesa Debate: Vocación, decisión y compromiso social - Dr. Norberto Liwski. Dr. Gonzalo Basile y Dr. H. Daniel Dei - Mar del Plata, 11 de setiembre de 2013.

la actividad profesional de promoción y atención primaria de la salud. Parece una sutileza la diferencia y, sin embargo, se trata de otro paradigma epistemológico para abordar la acción profesional. Porque este paradigma epistemológico está fundado en otra experiencia de poder, de empleo del saber y, por ende, de servicio. Por lo demás, en la coherencia entre la asunción de una vocación y el compromiso sincero está el servicio. Como en el caso del enfermo que comentaba, estamos también aquí frente al desafío de la constitución de la mirada que el equipo de profesionales de la salud hace de su tarea. El *desde dónde* es el que hace la diferencia. Y ese *desde dónde* es la comunidad, más precisamente, el espacio de identidad de una comunidad, el cual no siempre es el mismo que el nuestro o de cualquier otra comunidad.

Desde esta perspectiva, una comunidad se constituye a partir de un universo de creencias y valores compartidos; valores y creencias que configuran una cultura, un modo de ser, pensar y vivir el mundo. Pero el agente de salud puede encontrar en este punto: 1) un obstáculo a su misión, en el caso de que no tome la decisión de ampliar en la acción el horizonte de sus propias creencias, o 2) la oportunidad de un formidable desafío a su capacidad de ser con los otros, a la sustantividad de su idoneidad profesional, porque sus conocimientos suponen, incluyen y exigen una actitud de servicio. En el campo de la salud los conocimientos sólo pueden sostenerse en el *estar dis-puesto*, en el hacer aparecer para sí las posibilidades de vida y libertad que es el otro en nuestro propio espacio de ser. En cuanto esto nos ocurre, podemos hablar de actitud de servicio, la cual definimos como la objetivación, la realización práctica de la elección vocacional en la decisión y el compromiso social.

Ahora bien, este giro epistemológico y, sobre todo, la conversión existencial que representa la mirada *desde* la comunidad en la que el profesional de la salud está situado, impacta en toda la operativa del servicio; determina dimensiones precisas en la organización de los equipos de trabajo y en el diseño de las acciones de atención y promoción de la salud. Así, cada uno de los integrantes del equipo de salud será capaz de descubrir, en primer lugar, que está compartiendo la mirada desde la cual todas las especialidades están pensando, hablando y actuando, puesto que esa mirada no es propia de una disciplina, sino que se trata de la mirada de la comunidad, objeto y sentido de la tarea. El carácter interdisciplinario de la constitución de los equipos queda pues subsumido y potenciado por la transdisciplinariedad de la realidad que nos convoca y que define el propósito que da sentido a la existencia del centro de salud y a la presencia de los profesionales en ese espacio comunitario. En segundo lugar, estamos en condiciones de ser protagonistas de un proceso, para mi estupendo, que es transformarnos en la labor misma del servicio, esto es, dimensionar en nuestro modo de ser y conducirnos en consecuencia, a partir de los alcances de nuestra elección vocacional y lo que ello representa para los otros e, inclusive, para la conciencia de sí como profesional.

Lo que brevemente vengo exponiendo refiere a la significación profunda de las palabras que se han consignado para la reflexión en esta mesa: vocación, decisión y compromiso social. Es obvio que se podría hablar vagamente acerca de ellas, generalizando o idealizando sobre lo que aspiramos desde que se ha elegido trabajar en el ámbito de la salud, con mayor atinencia todavía, cuando se trata de la relación con la especialidad en salud comunitaria. Pero no quisiera dejar pasar esta oportunidad para que podamos articular el sentido de estas palabras (no sugeridas gratuitamente por los organizadores, como bien comentó el Dr. Liwski en la presentación de esta mesa) con los modos propios de acceder a la comunidad con la que estamos trabajando, cómo recibimos a algunos de sus miembros cuando llegan hasta nosotros, cómo el equipo de trabajo puede tener un pensamiento crítico respecto de sus prejuicios y dificultades, sin que ello perjudique la eficacia del servicio y, al contrario, potencie su capacidad grupal; en fin, cuáles son las estrategias de aproximación a la comunidad, más allá de que incluyamos a sus miembros en el proceso de planificación. Estos y otros aspectos cotidianos suelen inquietar en la tarea, y ustedes lo expresan habitualmente y con razón, porque esas inquietudes forman parte del núcleo de su responsabilidad profesional y, aunque tengan experiencia o lleven un buen tiempo en contacto con la comunidad a la que asisten, estimo que es productivo que esos interrogantes sean objeto de análisis por el equipo de trabajadores de la salud. Sin embargo, creo, que todos sabemos –vale la pena insistir en el punto– que toda aproximación a la población a la cual servimos, es siempre un acercamiento de persona a persona, una aproximación concreta y personal, nunca masiva, aun cuando se trate de una campaña sanitaria. Las estrategias globales y masificadas no generan cambios de raíz ni consecuencias culturales permanentes porque nacen despersonalizadas y no contemplan la diversidad y la diferencia. Frecuentemente son percibidas como coacción, como imposiciones de poder, que en todos estos casos es de dominio, y que expresan la certeza de un sentimiento de vínculos asimétricos entre miembros de la comunidad y el profesional de la salud, tal cual como suele estar presente el saber médico-sanitario cuando no se tiene criticidad de los presupuestos que animan la profesión ni claridad conceptual respecto de la esencia de la tarea.

Es cierto que toda vocación supone la aceptación de un destino, de un modo de configurar el mundo en el cual queremos vivir, un mundo en el que deseamos dejar nuestras huellas de identidad, ya que ninguno de ustedes ha elegido una orientación comunitaria para cumplir una tarea de corte burocrático. La aceptación de una vocación de servicio como destino es una manera generosa de asentir a la vida. Empero, si esta decisión de ser, no se plasma en la práctica corriente de nuestras existencias, esto es, no se refleja en todas nuestras elecciones cotidianas al menos como disposición al encuentro, la voluntad de vocación de servicio quedará progresivamente fagocitada por las dificultades, las excusas y el desaliento.

Pienso que a los argentinos nos falta gestar todavía una cultura del encuentro, superar en la práctica de todos los días el lugar de las asimetrías que nos da circunstancialmente la condición del saber y de poder. Por qué no con menos discursos y más testimonios. Por ello, con toda lógica, esta cultura del encuentro es, para mí, un *desiderátum* de la tarea en salud comunitaria. Tarea que lejos de agotarse en la salud del cuerpo, invita a pertenecer a un mismo y diverso universo de sentido con la comunidad que compromete nuestra tarea.

6

La cuestión ética, la perspectiva humana en salud y los discursos sobre desglobalización y globalización[28]

Tengo unos pocos minutos de exposición, pero en este breve tiempo quiero dejar expresadas las tres ideas que están reflejadas en el título de mi contribución y que me parecen fundamentales para comprender y asumir desde una perspectiva humana la problemática de la salud en cualquiera de las dimensiones que se la quiera considerar, siempre y cuando todos seamos capaces de dar cuenta de ciertos supuestos que suelen condicionar nuestro pensamiento y nuestras acciones. A pesar de los desvelos discursivos del poshumanismo, para el cual la "inquietud de lo tecnológico" es mucho más que una necesaria extensión protésica, por "perspectiva humana" entenderemos el hecho de ser capaces de corresponder a lo que implica una cuestión ética. De ahí que nuestro primer paso argumentativo será precisar justamente lo que es una "cuestión ética" y descubrir el formidable horizonte de comprensión que se abre a la problemática que nos compete aquí. Desde este lugar podremos ponderar la contingencia e irrelevancia práctica de los debates ceñidos a lo político-económico sobre desglobalización y globalización, incluido el espacio alternativo que se propone el abordaje de la alterglobalización o altermundialización, cuando se trata de servicios de salud. Servicios de salud que, esencialmente, se objetivan, mal que nos pese, finalmente en el compromiso de los profesionales de la salud.

Nunca me había tocado escuchar lo que me pareció una categórica sentencia expresada en una imagen tan completa en su significación simbólica

---

[28] Congreso Internacional sobre Ciencia, Ética y Servicios de Salud - frente a la Desglobalización - Auditorio del Honorable Senado de la Nación - Viernes, 10 de noviembre de 2017 - 9.45 horas. - Hipólito Yrigoyen 1710 5º Piso. C.A.B.A.

acerca de lo que decimos, como la descripción de lo que advierte en los servicios hospitalarios un experimentado neurocirujano,[29] respecto de los nuevos modos de proceder en la atención de los enfermos. La sentencia susurrada con dolor y que creo resume un estado de cosas en el tema que nos ocupa, fue: "El paciente es un examen complementario". Esto es, el paciente, el enfermo, se desvanece del centro de la ecuación servicio de salud, análogamente a cuando pensamos el sistema educativo perdiendo de vista el núcleo de todo el esfuerzo social que es en ese caso el aula, tal como lo es en salud el encuentro médico/agente sanitario-paciente. Es obvio que no se trata de una valoración de los exámenes complementarios sino de la distancia en que situamos a ese otro que depende de la disposición efectiva de todos los que de algún modo gestionan el Sistema y, particularmente, de los agentes que le dan vida y sentido. Pues ¿de qué se trata cuando hablamos de salud? ¿Cuál es el propósito de un Sistema de Salud, si no es garantizar la equidad en el mantenimiento, atención y mejora del estado de salud de una población mediante políticas, programas y acciones adecuados que se correspondan con el resto de las políticas ejecutadas en una comunidad determinada? En definitiva, la pregunta que no puede estar ajena a la evaluación de la eficacia y eficiencia de un Sistema de Salud es: ¿Cuál es el lugar de la persona y del compromiso profesional en la significación de una tarea que reclama como pocas una decisión vocacional de servicio?

Es indudable que, más allá de los condicionamientos financieros, económicos y sociopolíticos que podamos considerar en el desequilibrio y la desigualdad de las políticas, programas y acciones de salud, desde mi punto de vista el tema en sí mismo no puede prescindir de la cuestión ética para visualizar el sentido de cualquier propuesta que atañe a la funcionalidad de los sistemas. No es descabellado pensar la probabilidad de que la inviabilidad o distorsión de las políticas y acciones de gobierno sea consecuencia, precisamente, de haber eludido el sentido de las acciones mismas, esto es, las implicancias éticas que facilitan la concreción de cualquier política y acción de gobierno. Todo ello, a pesar de que la salud, si pretendemos otra mirada, no deja de ser la condición de posibilidad tanto de la productividad y bienestar económico de una comunidad como

---

[29] Se trata del Dr. Diego Oscar Riva, con quien mantuvimos una conversación sobre el tema.

de su nivel de desarrollo humano, vale decir que se trata de una variable política imprescindible para una nación.

Me parece pertinente retomar aquí algunas de las reflexiones que he realizado en otras oportunidades respecto del tema de la salud pública. En este caso puntual, me interesa rescatar y poner a la luz algo que solemos dar por obvio, cuando sabemos –si respetamos cierta criticidad en el pensamiento– que pocas cosas obvias son tales, pues sin el debido despliegue semántico dan lugar a interpretaciones puramente doxográficas. Se trata entonces de precisar con sencillez lo que desde mi perspectiva es una cuestión ética. Y digo bien "cuestión" y no problema, esto es, un interrogante que implica *ipso facto* una práctica de vida comprometida con la propia elección.

Entonces, ¿cuándo tenemos ante nosotros una cuestión ética? Sin ir muy lejos en la argumentación, los invito a la experiencia de volver nuestra mirada atenta a nuestras actividades cotidianas para responder a la pregunta formulada. Digamos que los invito a practicar una suerte de fenomenología de entrecasa, respecto de las acciones que realizamos cada día y que nos pueden develar, si estamos alertas, el sentido, el alcance y la perspectiva humana de nuestro modo de proceder sin necesidad de recurrir a falsas o engañosas legitimaciones. Veamos. Mi pregunta expresó bien lo que quiero transmitirles: la idea de "lo que está ante nosotros". Y lo que está ante nosotros de modo intangible cuando advertimos la ineludible presencia de una cuestión ética es la humanidad del otro. Así, mi respuesta es que *toda cuestión ética aparece allí donde el vínculo humano tiene lugar, donde aquel que es objeto de nuestra atención está presente con sus necesidades.* [30]

Observemos que no se trata de una mera relación sujeto-objeto sino de un encuentro de personas. Ciertamente, lo inmediato de este encuentro, de "lo ante nosotros del otro", la perspectiva humana y singular de la enfermedad, es más fácil vivenciarla y descubrirla en el encuentro cara a cara con el paciente o con las personas comprometidas en un programa sanitario. Sin embargo, ser parte del sistema de gestión técnico-administrativo en el ámbito de la salud, puede alejarnos de la valoración de la importancia de nuestro trabajo, cualquiera sea nuestro papel, de ahí que para evitar esta distancia vale trabajar sobre la convicción de que seamos

---

[30] Dei, H. D. "Ética y Salud Pública", en Collia, Domingo Jorge. *Salud Pública. Desarrollo participativo en los escenarios socioculturales del siglo XXI*. Morón. Nuestro Bien Estar. 2015; pp. 358 ss. Cf. también 2ª parte de este libro pp. 71-78.

conscientes del propósito final de nuestras acciones. De lo contrario, jamás remediaríamos los desequilibrios entre los enunciados de las políticas de salud y la concreción de ellas, sea a nivel nacional, regional o mundial, y seguiríamos debatiéndonos entre denuncias y legitimaciones en torno a la equidad, los costos de la salud para las poblaciones con bajos recursos, la asistencia humanitaria, la seguridad alimentaria o la incidencia de los servicios sanitarios básicos, entre tantas otras realidades. Este hecho de la vida corriente, que experimentamos todos cuantos trabajamos en el ámbito de los servicios de salud o de quienes satisfacen desde sus propios espacios de producción y labor los requerimientos de su funcionamiento, no suele ser lo suficientemente advertido y asumido críticamente como parte sustantiva para ejercer con calidad la profesión. Tampoco podemos calificar como enteramente satisfactorio el interés por las implicaciones axiológicas de los procedimientos productivos y comerciales de las organizaciones prestadoras de servicios, los proveedores de insumos tecnológicos y las empresas farmacéuticas que también, como el Estado y los profesionales específicos, concurren al objetivo de la salud pública.

Así, la sola interpelación a nuestro modo de vincularnos con el hacer y el saber en la disposición del encuentro de los espacios del paciente o de la población objeto de la acción en salud, abre el horizonte de sentido de cualquiera de las acciones que nos toque llevar adelante en el campo de trabajo que analizamos. Por eso, afirmar, como ya he expresado, que "la cuestión ética aparece allí donde el vínculo humano tiene lugar" es descubrir la posición con que nos presentamos ante los otros; así, los interrogantes éticos son constitutivos de nuestra condición humana y, por eso mismo, son condición del sentido de nuestros actos y del ejercicio profesional; particularmente, cuando este ejercicio nos enfrenta sin tapujos con la dignidad del otro, su dimensión humana. Pero, ciertamente, tanto como decimos que los interrogantes éticos son propios de nuestra condición humana, debemos decir también que soslayarlos, descalificar su importancia o, lo que es peor, relativizarlos es la trampa con que cerramos los ojos al desarrollo de nuestra dignidad como personas en aras de expectativas contingentes. Lo paradójico en este punto es que pocas son las profesiones, como las del servicio de salud, donde es tan evidente la correspondencia entre la interpelación ética del otro y nuestra respuesta conductual. De ahí que inclusive toda neutralidad, toda asepsia moral sea en sí misma una toma de posición de la que somos responsables.

Desde mi punto de vista y en relación con la cuestión ética que he procurado considerar en el marco de la problemática de la salud, cualquiera sea la mirada que hagamos de ella, me parece necesario dejar señalado que los procesos de globalización y desglobalización son básicamente ciclos recurrentes de apertura y proteccionismo. La salud de la población ha sido afectada en cada uno de esos ciclos de modo relativo, pero siempre ha sido afectada. La clave de esta afectación es el desaliento de los altos propósitos alentados por los discursos sobre políticas de salud y bienestar, los cuales estuvieron siempre condicionados por la ausencia del compromiso que deriva de la respuesta a la cuestión ética.

Sin conciencia del otro humano con el cual somos en una comunidad no hay política ni programa de salud. Por ello, me permito afirmar que la globalización que, en general, caracterizo como un movimiento de integración mundial que afecta lo político, resalta y expande el flujo económico e incide en las condiciones socioculturales del mundo y de los países, a lo que se ha sumado en este siglo de manera decisiva y privilegiada el despliegue de lo tecnológico, sólo puede servir de excusa en casos de comunidades nacionales puntuales, carentes de todo recurso, respecto del no cumplimiento de las políticas internacionales y su correspondientes nacionales de salud, de la realización efectiva de esas políticas. La seducción de una identidad global, a lo que sin duda estamos más sujetos de lo que nos parece, puede afectar nuestras identidades culturales en la medida de nuestra incapacidad para sellar con nuestras impresiones digitales las oportunidades de transformación y convertirlas en logros de la condición y dignidad humana de la comunidad a la que pertenecemos. Ninguno de estos logros es posible sin la disposición actitudinal que significa el hacernos cargo del desafío de la cuestión ética.

Si la globalización no tenía respuestas formales para garantizar la distribución equitativa de los beneficios, la desglobalización, que abandona parcialmente la integración entre países y la interdependencia de logros y posibilidades en un mundo paradójicamente único por el despliegue de los sistemas de comunicación, no será menos injusta ya que los procesos de protección de los países centrales aspiran a limitar las posibilidades de inserción y expansión de los países pobres o en desarrollo, imponiendo barreras de proteccionismo político, social y económico, a la vez que en la misma idea de desglobalización anima los sentimientos fóbicos de un nacionalismo cerril ajeno a todo derecho humanitario (léase migraciones, por ej.) y a la desafección de la ampliación de las libertades democráticas y el debilitamiento de las instituciones, con la afectación de la cooperación en ciencia y tecnología y en los programas en salud pública.

7
El concepto de Formación en Salud [31]

Agradezco la generosa invitación de los miembros del Comité Ejecutivo de la Escuela y de las licenciadas Gilda Dabrowski y Valeria Pierri, para compartir con ustedes una temática, el concepto de formación, en el marco de estas 23° Jornadas Hospitalarias "El Hospital como Formador de Recursos Humanos en Salud".

Me he permitido repetir el asunto de las Jornadas y del título sugerido a mi exposición porque el enunciado mismo de ambas orientó la primera reflexión sobre mi tarea con alguna sorpresa; sorpresa que deseo aprovechar como estímulo para el pensamiento. Sin duda que mis anfitriones han supuesto que una exposición sobre el concepto de formación tiene que considerar, obviamente, el hecho de que se trata de formación en salud, tal como parece sugerir con muy buena expectativa el título de las Jornadas de trabajo y en vista del contexto de la actividad. Por eso es válida la correspondencia, pero en verdad no siempre lo que damos por obvio es lo manifiesto a la comprensión. Lo obvio es lo que con frecuencia damos por supuesto, lo conocido. En filosofía, por esa particular modalidad de estilo profesional y ¡formación!, por decirlo así, no hay nada obvio que no deba indagarse e investigarse, esto es, nada debemos dar por supuesto y, por tanto, nada hay que debamos dar por cierto o por conocido sin explanar alguna razón de ello. En consecuencia, dos aspectos de estos enunciados me han parecido atractivos y valiosos de ser meditados: 1) el título de las Jornadas. 2) La precisión buscada para que la primera exposición clarifique el concepto mismo de formación. En realidad, nuestra conversación, que espero se prolongue con las preguntas, va a girar en

---

[31] Exposición realizada el 24 de setiembre de 2018, durante el ciclo de formación de la Escuela de Formación en Salud "Dr. Ramón Carrillo" del Hospital Zonal de Agudos "Narciso López" del Partido de Lanús. Provincia. de Buenos Aires.

torno a estos puntos que me han parecido centrales para ser pensados y compartidos en esta ocasión.

El título, reitero, me ha parecido clave. Imagino que quienes lo pensaron y decidieron ir adelante con este encuentro, nos lo han comunicado sin decir expresamente que ya saben de qué se trata lo esencial. Al menos, lo que a mí me parece esencial aplicado al ámbito de la salud. Creo que sólo necesitan la oportunidad de estas jornadas para dar continuidad y fortalecer los abordajes en cada área de servicio y, eventualmente, abrir las puertas de una gestión de calidad en salud pensada, vivida y actuada desde lo que yo vengo llamando el "espacio del enfermo", realidad no siempre respetada en la atención hospitalaria, que da origen a la necesidad de formarnos en aquella dimensión actitudinal a la que se enfrenta interpelado el agente de salud, y que es lo que permite completar o no el vínculo profesional terapéutico con el ser doliente.

Al respecto, recuerdo las observaciones apropiadas de quien fuera el pionero de la medicina antropológica, el eminente especialista alemán, Freiherr von Gebsattel (1883-1976),[32] que hablaba de tres grados o momentos en el encuentro del médico con el enfermo, grados que tienen entre sí una relación dialéctica. En cada uno de ellos el médico o, por extensión, el agente de salud, y el enfermo se encuentran de modo diferente. Una vez como persona, en la medida en que concurre a la necesidad de otra persona; un segundo momento como realizador técnico de este llamamiento y, finalmente, como compañero personal del enfermo. "En cada uno de estos grados –cito textualmente- el comportamiento del médico está expuesto a un peligro: en el grado de la participación inmediata al engaño, en el grado de la lucha técnica al error y en el del compañerismo a la culpa", diríamos para aclarar, por el sufrimiento, la muerte, el dolor o la desatención.[33]

Ahora bien, este aspecto significativo que advertimos en la propuesta de mi exposición se conjuga formidablemente con lo enunciado por el título de las Jornadas: La afirmación que expresa la responsabilidad del hospital en la formación de sus recursos. A mi modesto entender, el título invita en este sentido a un verdadero desafío; desafío que no considera solamente el hospital como *ámbito* donde se desarrolle la formación o la discusión de casos y situaciones profesionales, una actividad por otra

---

[32] von Gebsattel, V. E. Freiherr. *Antropología Médica*. Prólogo de José Soria, trad. J. Soria y S. Cervera Enguix. Madrid. Ediciones Rialp. 1966.
[33] Cf. Capítulo 2 de este mismo libro.

parte frecuente; el desafío está puesto en la sugerencia de una tarea clave -ustedes me dirán si es cierto-, la que piensa el Hospital, la Institución, como formador de sus recursos humanos. Cuando una institución se atreve a plantear esta tarea, está claro, en este punto, que el encuentro aspira a ir más lejos que de un ciclo de formación intrahospitalaria. En este aspecto podría muy bien orientarse nuestra conversación al diseño de un verdadero programa de formación por área de servicio sobre la base del perfil esperado del hospital y de modalidad de atención que la institución brinde a la comunidad de pertenencia.

Pues bien, dicho esto, lo que sigue estimula una suerte de breve hermenéutica de los elementos que me he permitido destacar.

Ciertamente lo que hemos expresado hasta aquí nos hace pensar en otras características que estimo esenciales del concepto de formación. Así, no se trata evidentemente sólo de la faceta cognitiva implicada en la adquisición de ciertos conocimientos profesionales, lo que damos ya adquirido por cada agente de salud. De acuerdo a lo que venimos exponiendo, es imprescindible que el concepto de formación pueda completarse con el desarrollo de la característica empática y actitudinal de los profesionales, nacidas normalmente de su vocación. Me refiero en concreto a aquellos aspectos de la personalidad que permiten objetivarse en un testimonio de auténtico servicio y que el enfermo sabe percibir como *contención*; contención, una figura tan básica y elemental en el proceso terapéutico que me atrevería a decir que es tan importante como el saber técnico del agente de salud. Y este aspecto lo puede hacer el hospital creando condiciones para ello; vínculos que multipliquen los testimonios actitudinales y, sobre todo, por la iteración de ellos, la configuración de una cultura y dinámica institucional que favorezca esos aspectos actitudinales y modelen la identidad del servicio hospitalario.

Verdaderamente, en este contexto no queda duda de que la formación del recurso humano no es lo que suele entenderse como "training", entrenamiento, tampoco la capacitación. La capacitación, por caso, es sólo un momento en el proceso de formación profesional, necesario, pero incompleto cuando pensamos en el sentido vocacional de la decisión que nos ha llamado a ser parte de un ámbito de fragilidad y vulnerabilidad humana. Por eso pienso que la verdadera formación sólo se completa, se perfecciona, con la adquisición de la virtud de la entrega y el servicio reflejado por el vínculo con el otro, como expresáramos antes, en este caso siempre en una posición asimétrica a nosotros por lo que nos exige cuidarnos de nuestras tentaciones de poder de dominio. Lo testimonial en cualquier disciplina, pero más aún en una actividad vinculada con el servicio, como es la salud, la docencia e incluso la función pública, el testimonio que expresa la responsabilidad asumida por elegir esa tarea, nos involucra enteramente como personas –es por eso que es la ocasión de nuestra personalización- por dos razones que creo importantes, conforme tuve oportunidad de decir en una exposición en la facultad de Medicina de Buenos Aires sobre la cuestión de la salud-enfermedad. Esta cuestión, salud – enfermedad, nos iguala en el dolor y en la aspiración del trato digno en una situación de indefensión y, además, el asunto tiene directa relación con el modo más eficaz y responsable de evitar, desde la vocación profesional que han elegido, el olvido de lo humano en el vínculo terapéutico.

El enfoque general que hemos adoptado implica de suyo una tarea docente del propio agente de salud. En efecto, el agente de salud, en su tarea comunicacional y en la constitución esencial del vínculo humano con el paciente, desde que lo atiende cuando acude por la atención hasta los momentos propios y diversos del proceso de sanación, cumple una cierta función educativa. El agente de salud es en estas instancias del proceso terapéutico una suerte de educador del paciente. Y en este sentido forma y es formado en el encuentro con el otro, cuando constituye el vínculo. En ese mismo proceso se perfeccionan ambos como personas, justamente desde las condiciones más frágiles, vulnerables y dependientes en que puede encontrarse un humano.

Destacaría finalmente la idea de concepto como aprehensión, captación de lo esencial de aquello a que nos referimos en el acto mismo de realización. Y esto esencial en nuestro caso es la formación, que, como hemos dicho ya, no es solamente la competencia profesional que es necesario poseer para ejercer en el ámbito de un servicio de salud. Es menester que esa competencia se complete con una formación en valores, esto es, tal como dije, una iteración en cada acto de servicio de la vocación que inspiró inicialmente el compromiso por el doliente ante el desequilibrio de la tensión salud-enfermedad. En definitiva, la competencia del testimonio de ser capaces de aplicar nuestro saber técnico sin omnipotencia y desplegar nuestra *capacidad de contener* a la persona enferma, no a la enfermedad. Porque cuando uno decide desempeñarse en el campo de la salud y convertirse con toda la fuerza de la expresión misma en un agente de salud, cualquiera sea el lugar que le toque desempeñar, decide también un modo de ser vital, asume la vida en la perspectiva de *un otro ante sí*.

Mutatis mutandis lo expresado en otra exposición sobre la cuestión ética en el ejercicio de la docencia,[34] cuando estas profesiones se eligen vocacionalmente, siempre hay *un otro* en nuestra realizaciones. Con más razón en el campo de la salud, el vínculo intersubjetivo es esencial en todo acto terapéutico; pues ese *otro* está, por su vulnerabilidad, a merced de la oportunidad más digna de nuestra condición humana: La gratuidad de la entrega.

---

[34] Dei, H. D. "La cuestión ética en la docencia universitaria", en *Boletín Matemático. Instituto de Investigaciones de Matemática Aplicada.* Octubre 2008, núm. 15. Facultad de Ciencias Económicas y Empresariales. Universidad de Morón.

# 2º PARTE

8
Ética y Salud Pública[35]

Los términos que forman parte del título de este capítulo deberían llamar nuestra atención y obligarnos a una reflexión inicial, pues conjugar ética y salud pública, curiosamente, nos invita a pensar, en principio, sobre la intención que orienta la decisión de insertar un capítulo con este tópico. Sea que esta intención se proponga poner énfasis con un objetivo puramente pedagógico en la correspondencia entre la reflexión ética y el comportamiento moral y la gestión de la salud, sea que se busque plantear algunos de los interrogantes que hoy interpelan las decisiones en el quehacer del servicio de salud y desafían con respuestas que implican aspectos axiológicos y amplitud de saberes que normalmente exceden la currícula de la formación sistemática de los profesionales que trabajan en este ámbito, vale la pena en cualquier caso que comencemos preguntándonos por la consistencia temática del título que aquí nos convoca. Así, por ejemplo, podríamos plantear si no es un pleonasmo la pretensión de establecer un vínculo entre dos conceptos cuando uno de ellos debería estar implicado en el otro: *la salud pública supone necesariamente la ética*. Pues, ¿acaso la salud pública no contiene por sí una acción de realización y alcance éticos por parte de los actores que intervienen en la constitución del hecho social que ella es? ¿No hemos hecho ya mención en la *Introducción* a este libro de que la salud es un derecho del hombre y una obligación del Estado?

En otras palabras, ¿se trata la salud pública de una acción que carga sobre sí en su misma concepción la obligación de caracterizar, precisa y claramente, la eticidad del diseño y la instrumentación de políticas de Estado, la modalidad de su aplicación y, a la vez, la comprensión libre y

---

[35] Este ensayo fue escrito inicialmente por solicitud del Dr. Domingo Jorge Collia y publicado como un capítulo en su obra *Salud Pública. Desarrollo Participativo en los escenarios socioculturales del siglo XXI* (Morón, Nuestro Bien Estar, 2015; pp. 355-381).

la participación activa de todos quienes son sujetos de derecho de esas acciones? Enunciar una respuesta afirmativa pareciera obvio. Quién puede dudar de que una actividad y un saber orientado a "fomentar la salud, prevenir la enfermedad y promover la calidad de vida" de una comunidad no esté alentado por un imperativo moral de justicia, equidad y respeto por la dignidad de las personas.

Salud pública - ética y sin embargo…

Como muchas actividades en la vida de los seres humanos y de los estados, la salud pública constituye un saber y un hacer pensado para beneficio de la comunidad pero que, lejos de servir a ella, el modo de administración de sus recursos y el objetivo de las acciones pueden beneficiar intereses ajenos a las personas destinatarias naturales de las políticas diseñadas para ese fin, aunque esas acciones sean habitualmente legitimadas con los mejores argumentos. Ciertamente, como en otras dimensiones de la actividad humana, no siempre una acción política en salud está guiada por la coherencia esperada; por el contrario, las políticas en salud pública pueden aprovecharse para propósitos individuales o de sector, contrarios a toda valoración moral de las acciones en un ámbito de la actividad sanitaria, donde no cabría duda de la presencia de los otros, la comunidad y, concretamente, las personas con insuficiencia de recursos para satisfacer individualmente sus necesidades básicas de atención y cuidado. Lo cierto es que solo traer a la conversación las implicaciones éticas de cualquiera de las acciones en salud pública supone al menos considerar la coherencia de esas acciones (políticas y aplicaciones) con la finalidad que la constituye como servicio a la comunidad, derecho de los ciudadanos y obligación de los estados. Esta coherencia incluye dimensiones diferentes de responsabilidad de naturaleza institucional (políticas, recursos y, en general, la gestión pública de la salud) e individuales, vinculadas a los agentes sanitarios y organizaciones empresariales relacionadas (por ejemplo, la industria farmacéutica), que participan directa o indirectamente del sistema de salud. Ambas dimensiones no son escindibles, por eso, importa aquí la reflexión no sólo de asuntos relacionados con el enfoque de las políticas, el tipo y modalidad de la legislación que sostenga acciones en este ámbito y la asignación y distribución de recursos. Importa también y sobre todo la transparencia del uso de los recursos, la práctica médica y con ello el modelo de encuentro con el paciente o la persona que reclama atención de salud, la disposición de los agentes sanitarios y su capacidad de participación en comunidades con tradiciones culturales diversas, etc.

En definitiva, *la cuestión ética aparece allí donde el vínculo humano tiene lugar, donde aquel que es objeto de nuestra atención está presente con sus necesidades.* Este hecho de la vida corriente, que experimentamos todos cuantos trabajamos en el ámbito de los servicios de salud o de quienes satisfacen desde sus propios espacios de producción y labor los requerimientos de su funcionamiento, no suele ser lo suficientemente advertido y asumido críticamente como parte sustantiva de la profesión. Tampoco podemos calificar como enteramente satisfactorio el interés por las implicaciones axiológicas de los procedimientos productivos y comerciales de las organizaciones prestadoras de servicios, los proveedores de insumos tecnológicos y las empresas farmacéuticas que también, como el Estado y los profesionales específicos, concurren al objetivo de la salud pública.

Aquí nos formularemos entonces una pregunta que no es fácil de responder pero que, sin embargo, es necesario, al menos, reflexionar en torno de ella para tomar conciencia del lugar en el que estamos situados como protagonistas de una de las dimensiones esenciales de la vida de los miembros de una sociedad, sus necesidades de salud: ¿Cuándo estamos ante una cuestión ética?

¿Cuándo estamos ante una cuestión ética?

La sola interpelación a nuestro modo de vincularnos con el hacer y el saber en la disposición del encuentro de los espacios del paciente abre el horizonte de sentido de cualquiera de las acciones que nos toque llevar adelante en el campo de trabajo que analizamos. Por eso, afirmar, como hemos expresado en los párrafos anteriores, "la cuestión ética aparece allí donde el vínculo humano tiene lugar" es descubrir la posición con que nos presentamos ante los otros; así, los interrogantes éticos son constitutivos de nuestra condición humana y, por eso mismo, condición del sentido de nuestros actos y del ejercicio profesional. Pero, ciertamente, tanto como decimos que los interrogantes éticos son propios de nuestra condición humana, debemos decir también que soslayarlos, descalificar su importancia o, lo que es peor, relativizarlos es la trampa con que cerramos los ojos al desarrollo de nuestra dignidad como personas en aras de expectativas contingentes. Lo paradójico en este punto es que pocas son las profesiones, como las de salud, donde es tan evidente la correspondencia entre la interpelación ética del otro y nuestra respuesta conductual. De ahí que inclusive toda neutralidad, toda asepsia moral sea en sí misma una toma de posición de la que somos responsables.

Veamos esto que decimos un poco más concretamente. Nuestra relación con el mundo supone decisiones –no siempre con igual nivel de conciencia–, que involucran a nuestros semejantes o al entorno ambiental en el que nos movemos. La sola y verificable condición social en la que los humanos vivimos implica un intercambio interpersonal con nuestros congéneres. En este intercambio nuestra estructura cognitiva, las emociones, los deseos, los intereses, las vivencias y, en general, las creencias y los diversos modos de ver el mundo se ponen en juego en cada uno de nuestros proyectos; "nuestros" proyectos que no son en cada caso individuales. En realidad, tan solo como una forma de hablar pensamos en proyectos individuales, pues la idea misma de proyecto implica siempre la existencia y la colaboración de otras personas sin las cuales no lograríamos nuestros propósitos. Por eso somos responsables de lo que hacemos, no solo jurídicamente sino, ante todo, moralmente. El proyecto de ser médico, por ejemplo, importa entre otros muchos aspectos la existencia de instituciones específicas que acrediten la formación profesional y recursos para sostener los requerimientos humanos y materiales de esa formación, de modo que el proyecto personal incluye el horizonte de la cooperación del mundo de los otros (familia, estado, comunidad, instituciones…) que harán posible la realización de nuestra vocación personal, vale decir, de unos otros que exceden nuestro ámbito de decisiones personales.

Una cuestión ética supone entonces la responsabilidad en las decisiones que tomamos en el hacer cotidiano, las cuales implican la configuración, en el acto mismo de realizarlas, de lo que creemos son las otras personas de nuestro entorno y el medio en que habitamos. Dicho de otro modo, cada decisión, por insignificante que parezca, está sostenida por una valoración del ser humano, el ser humano que también es quien toma la decisión. Importa en la práctica la realización de los valores que sostienen nuestro modo de concebir y ser en el mundo. De ahí la necesidad de correspondencia entre lo que pensamos, decimos y hacemos. Antes que una decisión entre lo que es correcto o no, bueno o malo, según principios, una cuestión ética se nos hace presente en la modalidad de las respuestas que damos a las situaciones de la vida, pues la modalidad de esas respuestas –decisiones en el ejercicio de la libertad al fin– definen el valor que ellas tienen para nosotros. Por eso ellas pueden orientarse a un propósito que enaltezca la dignidad de las personas y favorezca el bien común o servir de vehículo de manipulaciones expresas o tácitas. En ocasiones, la situación ante la que nos enfrentamos puede ser muy conflictiva moralmente y entonces no es sencillo tomar una decisión lineal, aunque quien deba tomarla esté respaldado por las normativas institucionales o encuadres corporativos. Es importante en lo que atañe a este punto, al menos en lo que al campo de la salud se refiere, apelar a la consulta de especialistas diversos valorando racionalmente cada situación en el marco del respeto en todos los casos de la dignidad de las personas involucradas y los valores que sostienen su perspectiva de la vida.[36]

¿Por qué una cuestión ética y no un problema ético?

Para tener una más justa comprensión del alcance significativo de la toma de posición ética ante las situaciones de la vida, apelamos aquí a una distinción que no suele advertirse en el hacer diario profesional. ¿Por qué preferimos en el título de este parágrafo hablar de "cuestión ética" y no de "problema ético"? Sabemos que un problema es básicamente un obstáculo que tenemos frente a nosotros y que si contamos con los conocimientos y medios adecuados podemos superarlo, esto es, dejará de ser problema porque hemos encontrado una solución. Cerramos el caso, por decirlo así. En cambio, hablamos de cuestión cuando ya no es suficiente con disponer de los conocimientos y medios para responder ante ciertas situaciones porque cualquier respuesta abre una perspectiva de sentido única. El desafío que nos interpelaba no deja de existir como limitación al saber y al hacer con la respuesta que damos en esa circunstancia. Podemos responder en la inmediatez y puntualmente a

---

[36] Ricardo Maliandi señala, en varias de sus obras de ética, que la razón es una instancia anticonflictiva por excelencia, por ello siempre procura evitar, resolver o, por lo menos, regular los conflictos. Pero también la razón es aquella instancia capaz de reconocer el carácter esencialmente conflictivo de la moralidad (*ethos*) en las interrelaciones sociales. Considerada así la razón tiene un carácter bidimensional: en su uso práctico la razón rechaza lo conflictivo a la vez que permite reconocer la conflictividad. Cf. Maliandi, R. *Ética: dilemas y convergencias. Cuestiones éticas de la identidad, la globalización y la tecnología*, Buenos Aires: Editorial Biblos – Ediciones de la Universidad Nacional de Lanús, 2006; pp. 22-30. También del mismo autor: *Ética Convergente*, Buenos Aires: Las Cuarenta, 2010 -2013. Tomos I, II y III; Maliandi, R. – Thüer, O., *Teoría y praxis de los principios bioéticos*, Remedios de Escalada.: Ediciones de la Universidad Nacional de Lanús.

esa circunstancia conflictiva pero no se trata ya de encontrarnos con una "solución", un asunto terminado, la cuestión en tanto que interrogante que llama al sentido subsistirá. Esto se puede comprobar con toda claridad en las decisiones de vida que acompañan la tarea del profesional de la salud, particularmente, en los asuntos de mayor complejidad donde las respuestas no pueden generalizarse sin invadir el espacio del paciente; sin que la autonomía de este quede vulnerada. Por ejemplo, ¿hasta qué punto, cuáles son los límites de nuestro derecho en el tratamiento con un individuo en estado vegetativo? ¿Podemos poner fin a la vida de una persona que no puede expresar por sí si quiere o no vivir? ¿Cuál es el estatus ontológico y moral de los embriones humanos? ¿Cómo se compatibiliza el juramento hipocrático (en cualquiera de sus versiones) y el aborto? Sin duda que todas estas y muchísimas más preguntas tienen alguna respuesta y una acción consecuente, pero aquí, otra vez, deberemos destacar que cada una de estas decisiones será única. Cualquier universalización es ajena a la responsabilidad personal que el agente de salud asume cuando toma decisiones de este calibre. No hay ni puede haber un formato normativo moral homogéneo que pueda imponerse sin avasallar principios de autonomía de los seres humanos involucrados. Por ello hablamos de "cuestiones éticas". Ninguna respuesta agota todos los casos y para siempre. No hay soluciones sino *re-soluciones*, esto es, una toma de decisión, un ejercicio único de la libertad personal.

La cuestión ética en salud

Las cuestiones éticas en salud constituyen parte del quehacer cotidiano en el ejercicio profesional y el carácter de "re-solución" del conflicto adquiere una dimensión diferente a aquellas cuestiones cuyas consecuencias implican básicamente a la persona que se enfrenta al interrogante. Como todas ellas, no "disuelven" el conflicto sino que asumimos, al ejercitar nuestra libertad, un camino posible en un caso particular. En el ámbito de la salud estas cuestiones se manifiestan con una mayor complejidad, pues el conflicto en sí mismo, como tal, existe independientemente del caso; será sin embargo de resolución diferente en cada ocasión.

El asunto objeto de la decisión se sostiene más allá de la circunstancia a que da lugar el conflicto, por ello es necesario un particular ejercicio crítico y una consecuente conciencia siempre en vigilia en aquellas decisiones fundamentales, es decir, aquellas decisiones que implican normalmente interconsultas con especialistas diversos (por ejemplo, los Comités o Consejos de Ética hospitalarios) y con el propio paciente, quien es en definitiva el que debería decidir, mientras tenga la capacidad de hacerlo. No solamente estos aspectos son relevantes individualmente, esto es, en la disponibilidad personal del médico o de los asistentes, lo son también para las áreas complementarias de apoyo a los servicios de salud, donde la gestión es de capital importancia para asegurar la calidad y eficiencia de las prestaciones.

En definitiva, no puede imaginarse una gestión de salud integral y de calidad sin que el propósito de todo el sistema sanitario, que es prevenir y atender las necesidades de salud de la población, no esté presente en las más modestas y rutinarias decisiones administrativas, las oportunas acciones logísticas, las condiciones de la infraestructura, la provisión de insumos básicos, la atención personal adecuada de los pacientes, o las consideraciones políticas de cualquier orden, que aseguren de verdad los recursos y los medios necesarios para cumplir con su propósito.

Ahora bien, cuáles son entonces algunos de los aspectos que caracterizan una cuestión ética en salud. Si se trata de poner el foco en las responsabilidades de los agentes de salud afectados directamente por el encuentro cara a cara con el paciente o, en su defecto, con las personas de una comunidad incluidas en planes epidemiológicos específicos y los servicios de atención primaria (APS), es indudable que el requerimiento de una disposición existencial y axiológica de respeto a la dignidad hace de estos agentes *los* protagonistas de la salud, tal como se afirmaba como lema en oportunidad del 6º Congreso de Atención Primaria de la Salud de la Provincia de Buenos Aires y 4º Encuentro Nacional de APS (11-12-13 de setiembre de 2013).

Sin embargo, desde nuestra perspectiva, las agencias de gobierno no son menos protagonistas del éxito o el fracaso del logro de una salud pública del más alto nivel, eficiente y con visible espíritu de justicia. Del mismo modo que en el ámbito de la educación, todo el Sistema y las políticas y normativas que lo conforman no pueden dejar de estar al servicio del encuentro profesional-paciente o del acto áulico en el caso de la educación, si es que efectivamente interesa la salud o la educación de la población. De esto se trata básicamente en ética de la salud. De *testimoniar en todo el espectro del Sistema la voluntad de servicio ante el dolor y las necesidades de asegurar las condiciones de salud integral de toda población, sin exclusiones y sin limitaciones de acceso a lo que es un derecho consagrado constitucional y humanamente.*

A estas cuestiones de posicionamiento ético ante la tarea de generar vínculos adecuados para satisfacer las necesidades de salud y bienestar en la población, las cuales implican –reiteramos– el espectro que va desde decisiones de política estratégica hasta el encuentro asistencial, la prevención o la educación, se añaden aquellas cuestiones propias de que da cuenta la *bioética* y la *biomedicina*.

El lugar de la mirada. Breve incursión epistemológica

El título de este apartado invita a profundizar la reflexión que venimos haciendo sobre el modo de disponernos a la tarea. Una tarea que, todos sabemos, es en esencia "servicio", en definitiva, "vínculo". Y todo vínculo –también lo afirmábamos– implica encuentro, diálogo intersubjetivo, pequeños o grandes proyectos compartidos. Pero ¿qué es lo que compartimos en cada ocasión? Compartimos el dolor, las angustias y las preocupaciones puntuales de salud de quienes vienen a una consulta o requieren asistencia y, también, compartimos proyectos y acciones programáticas con las personas que integran una comunidad concreta. Importa aquí la posición *desde donde* actuamos, pues de ello depende, precisamente, la calidad del servicio que prestamos, independientemente de los recursos con que contemos. Se trata de la significación que resulta de situarnos frente a los otros y ante nuestra tarea en disposición de establecer un vínculo. El *modo de estar* implica ya una postura ética; la consecución de ese estar con los otros en un espacio de encuentro y al servicio, permite la realización efectiva en la vida profesional del juramento hipocrático. Sin embargo, este "modo de estar dispuesto", que no es otra cosa que la *mirada*, afecta favorablemente cualquiera de los niveles de responsabilidad de quienes tienen el compromiso con la gestión en el marco del sistema de la salud pública. La *mirada* es, en los términos empleados aquí, el punto de referencia axiológico desde donde gestamos el mundo en el que queremos vivir. Por eso, lo actitudinal siempre hace la diferencia en las prestaciones, ya que importa una valoración ética de las personas.

Sentido del juramento hipocrático

Un comportamiento es moral *no* por la obligatoriedad del cumplimiento de normativas o por las pautas institucionales prescriptas, sino por la relación que cada uno de nosotros establece con el otro en el acto mismo del encuentro. Y esto en el servicio de salud es fundamental. Por lo demás, es la base de las consecuencias implicadas en todos los juramentos médicos a lo largo de la historia, comenzando por el juramento hipocrático. Hablar pues del "sentido del juramento médico" es repensar lo esencial de una elección vocacional; por extensión, puede suscribirse aquí el Juramento de Enfermería en honor de Florence Nightingale, de análoga factura e inspirado en aquél, aunque fundado en el testimonio excepcional de la actividad desplegada por esta mujer, necesario para dar cuenta simbólicamente del alcance y la *especificidad de un compromiso*; compromiso que, sin dudas, está patentizado en una de las principales afirmaciones del documento: "…dedicaré mi vida al bienestar de las personas confiadas a mi cuidado". [37]

El sentido de todo juramento está contenido siempre en lo simbólico que llama a la realización del acto mismo; así, el símbolo viene a representar el eje de las acciones profesionales, una suerte de veleta que nos orienta en los momentos de desconcierto o dudas sobre la dirección del camino, particularmente cuando la realidad se nos hace presente sin brillos ni luces de reconocimiento y autoreconocimiento. Más allá de las distinciones propias en las diferentes tradiciones culturales o conceptualizaciones epistemológicas, el acto de jurar implica siempre la objetivación, el hacer público y compartir una verdad personal que ha

---

[37] La edición completa del texto puede encontrarse en la Web solo con introducir el descriptor que se busca. Entre muchos otros, puede consultarse con seguridad la página del Departamento de Humanidades Biomédicas de la Universidad de Navarra (España), que tiene un registro de los textos relacionados con los juramentos. Fuente principal: *American Journal of Nursing* 11 (10): 777. Ver también la colección de trabajos específicos en: *European Network of Scientific Co-operation on Medicine and the Rights, The Human Rights, Ethical and Moral Dimensions of Health Care*, Vol. 432. Council of Europe Publishing, 1998. Cf. También los códigos deontológicos para los profesionales en farmacia; la Declaración de la Fédération Internationale Pharmaceutique (FIP) sobre Normas Profesionales: *La atención farmacéutica*, 1998, 2006, entre otros documentos. También puede leerse con interés los estudios y documentos de política científica publicados por la UNESCO: Lemarchand, Guillermo A. (editor), *Ciencia para la paz y el desarrollo: el caso del Juramento Hipocrático para Científicos*, Montevideo: UNESCO - Oficina Regional de Ciencia para América Latina y el Caribe, 2010.

nacido de la íntima decisión de dar testimonio del sentido que se quiere imprimir a la actividad profesional y por extensión a la vida misma. De modo que el fundamento del juramento no es ni puede ser por esencia una instancia administrativa de cierre de la formación profesional o una representación protocolar en las ceremonias de graduación del agente de salud. Se trata de un compromiso que asume ante sí y ante la comunidad de referencia del que deberá dar testimonio responsablemente a lo largo de su vida. Por lo demás, lo afirmado con veracidad en el juramento deberá serle esclarecedor a la hora de los dilemas, los conflictos o las mínimas dudas que se le presenten en su actuación profesional. Es, si se quiere, un *criterio* para orientarse en la acción que define el horizonte de actuación. Indudablemente, como podrá inferirse, se trata de una dimensión ética; una dimensión ética que requiere un contexto institucional acorde con los valores declamados en los documentos respectivos y con las exigencias del compromiso asumido por cada uno de los actores, para que esas promesas enunciadas en cualquiera de las versiones de los respectivos juramentos puedan verse realizadas en la práctica sin generar conflictos de conciencia en los protagonistas del sistema sanitario ni desatención y desamparo en los usuarios objeto del servicio.

Durante una de sus conferencias dada en Buenos Aires en 1928, Ortega y Gasset expresaba con sencillez y precisión el sentido que anima la cuestión ética en nuestra vida y que, con esta referencia, aplicamos al tema que nos ocupa para una mejor comprensión: "…la ética, ya desde su principio, desde la primera gran obra que creó su nombre, el famoso libro de Aristóteles [*Ética Nicomaquea*], no ha sido sino esto: ponernos en contacto con el gran repertorio de valores posibles de la humanidad. Así en las primeras frases de su libro (…) emplea una fórmula encantadora para definir la ética: 'Busca el arquero un blanco para su flecha, ¿y no lo buscaremos para nuestras vidas?'". Diego Gracia, un reconocido bioeticista español, médico y filósofo, explica largamente el significado del enunciado aristotélico. Consideramos aquí solamente la idea de que el blanco es el objetivo necesario del arquero. No habría arquero sin blanco. Esto no significa que sea fácil dar con él, alcanzarlo. "El tener blanco y tender hacia él es algo que pertenece a la propia condición de arquero, pero el poner la flecha en él exige condiciones, entrenamiento y tino (…). Por más que el blanco sea consustancial al arquero, este tiene que proponerse alcanzarlo. Y lo mismo le sucede al ser humano cuando intenta cumplir con su destino moral."[38]

Desde el juramento hipocrático al consentimiento informado y los comités hospitalarios de ética

Referencias para regular la actividad médica estaban ya presentes en los articulados del Código babilónico de Hammurabi (1753 a C.). Sin embargo, son los escritos médicos que componen el *Corpus Hippocraticum* los que han iniciado una tradición fecunda en la práctica de la medicina, en particular los tratados deontológicos, los cuales, con alteraciones no significativas de su contenido, han perdurado desde la época de su composición en el siglo IV a C. El juramento hipocrático posiblemente sea una de las demostraciones más evidentes de la perdurabilidad de un código de ética en la civilización occidental, el que a su vez ha sido fuente de inspiración para profesiones vinculadas a la ciencia y al cuidado de la vida.

El procedimiento de la jura, solemne y por siglos de carácter sagrado por la presencia de Dios o de un valor supremo como testigo de lo que se promete, importa —como hemos reflexionado en el apartado anterior— un compromiso ante la sociedad y una alianza entre maestros y discípulos y discípulos entre sí. En plena Edad Media se reconoce el valioso aporte de la promesa para acceder a la profesión médica con la autoridad y el juramento consecuente de Maimónides (siglo XII), que aún hoy es empleado alternativamente al hipocrático en Israel[39] y otros países para la ceremonia de graduación profesional. La aparición de códigos o prescripciones para la actividad médica era también productiva en el mundo musulmán, por ejemplo Isḥāq ibn ʿAlī al-Ruhāwī (siglo IX) publicó el primer libro de

---

[38] La cita de J. Ortega y Gasset y parte del análisis de la referencia a Aristóteles lo hemos tomado del libro de Diego Gracia. *Como arqueros al blanco. Estudios de bioética*. Madrid. Triacastella: 2004. Colec. Humanidades Médicas. En la "Introducción" (pp. 9-11) el autor justifica la oportunidad del título de su obra y el epígrafe con la cita aristotélica que la precede.

[39] En 1952 la *Hebrew University* adoptó una declaración con algunas variantes, en la que incluye al final una especial invocación a la medicina nacional ("Que crezcan y se multipliquen vuestros esfuerzos para aumentar la herencia de la medicina en Israel.") Sin embargo, muchos de los pasajes de esa declaración mantienen todavía por el estilo, según mi punto de vista, una cierta semejanza con el juramento de Maimónides. Puede consultarse con provecho: Jakobovits, I, *Jewish Medical Ethics*. New York: Bloch Publishing, 1975.

ética médica del Islam. Todos ellos compartían con autores cristianos análogas apreciaciones acerca de la profesión.

Como hito en este camino al presente, en el que se relaciona la profesión médica con las implicaciones éticas y deontológicas de la actividad, puede recordarse la figura del cirujano inglés Thomas Percival (1740-1804), quien ordenó las normativas relativas a la conducta profesional en las que define el papel del médico, las relaciones con el paciente, entre los propios colegas y de los médicos con el Estado, lo cual venía a subrayar el papel del profesional, su autoridad paternal mediante un código relativo a la conducta profesional que destacaba las virtudes personales como parte de la profesión. Esta perspectiva acentuaba un aspecto importante en la relación –diríamos hoy– entre agente sanitario y paciente o usuario. En realidad se acentuaba esa dimensión fundamental de la que no podemos prescindir en cualquier acción de salud, aunque sí conviene evitar el sesgo paternalista que podría implicar: la *confianza* que el profesional (y con él el Sistema Sanitario) debe inspirar a quien reclama asistencia. El valor implícito en la confianza suponía por entonces (y en todo lo que se conoce como el paradigma clásico de la ética médica) un desiderátum vocacional retribuido por el reconocimiento y el respeto social. Este énfasis de lo actitudinal y lo vocacional quedó registrado en la carta a su hijo, estudiante de medicina, en la que anticipa el sentido de su manual deontológico:

> [...] Las relaciones en las que se encuentra un médico frente a sus pacientes, a sus hermanos y al público son complicadas y diversas. Comprende gran conocimiento de la naturaleza humana y muchas obligaciones morales.
>
> Por lo tanto, el estudio de la ética profesional te ayudará a vigorizar y ampliar tu entendimiento; mientras que la observación de las obligaciones en ella implícitas, suavizarán tus modales, engrandecerá tus sentimientos y te formará con la propiedad y dignidad de conducta, esenciales al carácter de un caballero. Las ventajas académicas que gozaste en Cambridge y las que tienes ahora en Edimburgo, te calificarán, confío, para una esfera de acción amplia y honorable. Oro con devoción para que la bendición de Dios te asista en todas tus prácticas, poniéndolas al mismo tiempo al servicio de tu propia felicidad y al bien de tus semejantes [...]

Es difícil afirmar con algunos autores que Percival expresa "la versión ilustrada del paternalismo hipocrático".[40] Su aporte se inscribe en lo mejor de esa tradición y puede verse reflejado tanto en el fragmento citado como en los propósitos de su normativa. En cambio, afín con el espíritu de la Ilustración y la Modernidad, el siglo XIX alentará el despliegue sin límites ni restricción alguna del progreso científico. Aquellas obligaciones morales que obligaban a la profesión y que casi eran naturales a ella quedarán fagocitadas por la insolencia de un saber que se da permisos para todo conocimiento, porque se cree capaz de dar respuesta a todo. La falta de criticidad implícita en la amoralidad de las acciones abrió el espacio para que las investigaciones médicas y manipulaciones farmacológicas realizadas en los campos de concentración nazis durante la Segunda Guerra Mundial fueran un punto de inflexión en la evolución de la cuestión ética en salud. La humanidad advirtió cruelmente que la ciencia y, específicamente, los intereses médicos y farmacológicos, carecen de sentido cuando quedan desnudos de toda fundamentación moral.

El conocimiento de las aberrantes experimentaciones que realizaban los médicos nazis dio lugar, al término de la Guerra, a las disposiciones del Código de Nüremberg (1946), las cuales constituyeron las bases normativas que regulan en la actualidad la investigación con seres humanos. El documento enuncia en diez puntos las consideraciones éticas y jurídicas que los estudios biomédicos deben atender. Se destaca entre ellos el referido al consentimiento voluntario y a la capacidad de decidir del sujeto de investigación.[41] La importancia de este punto destacado del

---

[40] En realidad, la afirmación no agrega valor especial a la problemática. Percival vivió en plena época de lo que conocemos como Ilustración; es natural entonces que sea un "hombre de la Ilustración". En cuanto al "paternalismo hipocrático" ha sido esencial en el paradigma clásico de la medicina, asunto que con matices continúa hoy en el modo de pensar y actuar de muchos agentes de salud, en particular los médicos.

[41] Básicamente, las diez disposiciones indicaban: 1) El consentimiento voluntario del sujeto humano es absolutamente esencial. Esto quiere decir que la persona implicada debe tener capacidad legal para dar su consentimiento; que debe estar en una situación tal que pueda ejercer su libertad de escoger, sin la intervención de cualquier elemento de fuerza, fraude, engaño, coacción o algún otro factor coercitivo o coactivo; y que debe tener el suficiente conocimiento y comprensión del asunto en sus distintos aspectos para que pueda tomar una decisión consciente. Esto último requiere que antes de aceptar una decisión afirmativa del sujeto que va a ser sometido al experimento hay que explicarle la naturaleza, duración y propósito del mismo, el método y las formas mediante las cuales se llevará a cabo, todos los inconvenientes y riesgos que pueden presentarse, y los efectos sobre su salud o persona que puedan derivarse de su participación en el experimento. El deber y la responsabilidad de determinar la

Código refiere a lo que en la atención de los servicios de salud conocemos como el respeto a la autonomía del paciente.

Ahora bien, no obstante la realidad de los hechos mencionados y las decisiones adoptadas para evitarlos, a lo que debe sumarse en 1948 la Declaración Universal de los Derechos Humanos, firmada por las principales potencias del mundo, la ceguera moral implicada en el diseño de los experimentos nazis (prueba de resistencia a determinados fenómenos hasta que la persona muera, observación directa de la muerte del corazón, ablaciones, quemaduras por aplicación de fósforo, castraciones, etc.) no terminaron con la derrota alemana y el juzgamiento de los crímenes de guerra. Su formato, ajeno a todo criterio ético, prosiguió en otros países, en el afán de poder de dominio por el conocimiento y mediado por los experimentos. Ya Japón en Manchuria había llevado a cabo hasta el fin de la guerra experimentos análogos con prisioneros y población china; en particular, sus científicos habían puesto gran empeño en probar los

---

calidad del consentimiento recaen en la persona que inicia, dirige, o implica a otro en el experimento. Es un deber personal y una responsabilidad que no puede ser delegada con impunidad a otra persona. 2) El experimento debe realizarse con la finalidad de obtener resultados fructíferos para el bien de la sociedad que no sean asequibles mediante otros métodos o medios de estudio, y no debe ser de naturaleza aleatoria o innecesaria. 3) El experimento debe diseñarse y basarse en los resultados obtenidos mediante la experimentación previa con animales y el pleno conocimiento de la historia natural de la enfermedad o del problema en estudio, de modo que los resultados anticipados justifiquen la realización del experimento. 4) El experimento debe ser conducido de manera tal que evite todo sufrimiento o daño innecesario físico o mental. 5) No debe realizarse experimento alguno cuando hay una razón a priori para suponer que puede ocurrir la muerte o una lesión irreparable; excepto, quizá, en los experimentos en los que los médicos investigadores son también sujetos de experimentación. 6) El riesgo tomado no debe exceder nunca el determinado por la importancia humanitaria del problema que ha de resolver el experimento. 7) Se deben tomar las precauciones adecuadas y disponer de las instalaciones óptimas para proteger al sujeto implicado de las posibilidades incluso remotas de lesión, incapacidad o muerte. 8) El experimento debe ser conducido únicamente por personas científicamente calificadas. En todas las fases del experimento se requiere la máxima precaución y capacidad técnica de los que lo dirigen o toman parte en el mismo. 9) Durante el curso del experimento el sujeto humano deber tener la libertad de poder finalizarlo si llega a un estado físico o mental en el que la continuación del experimento le parece imposible. 10) En cualquier momento durante el curso del experimento el científico que lo realiza debe estar preparado para interrumpirlo si tiene razones para creer que la continuación del experimento puede provocar lesión, incapacidad o muerte al sujeto en experimentación. (Cf. Mainetti, José Alberto., *Ética médica*, La Plata: Quirón, 1989. - Consultar también: http://www.bioeticanet.info/documentos/nuremberg.pdf - Fecha de captura: 22-10-2014).

efectos de las armas de destrucción masiva que producían.[42] Pero es el caso lamentable de los Estados Unidos, porque fue juez de los crímenes de los nazis durante la guerra y años posteriores, que tardó en revertir prácticas semejantes, algunas de las cuales fueron los estudios sobre antídotos contra la malaria en prisioneros y pacientes psicóticos, la experimentación con irradiaciones superiores a las consideradas inocuas en mujeres embarazadas pobres, llevadas a cabo en el Centro Médico de la Universidad de Vanderbilt (Nashville, Tennessee),[43] las investigaciones autorizadas por el Departamento de Salud Mental de Nueva York sobre hepatitis en niños con retardo mental en la Escuela Estatal de Willowbrook, entre 1950 y 1970, con el objeto de comprobar la efectividad de un fármaco y, posiblemente, la más vergonzosa investigación biomédica de los Estados Unidos: el estudio del Instituto Tuskegee, entre 1932 y 1972, en Alabama, sobre la historia natural de la sífilis empleando 400 pacientes varones negros a quienes no se les informó de su enfermedad y no se les indicó tratamiento con penicilina cuando estuvo disponible.

Estos escándalos en la investigación médica, muy lejos de la promesa hipocrática, generaron la necesidad de retomar y replantear las normas ya conocidas por la Asociación Médica Mundial cuando adoptó en 1948 la Declaración de Ginebra y promulgó un año después el Código Inter-

[42] La acción de la presencia japonesa en Manchuria en la persona del médico Ishii Shiro, jefe de la Unidad 731, que llevó a cabo experimentos semejantes a los que fueron condenados en Nüremberg y que, sin embargo, los científicos japoneses involucrados fueron exculpados por el gobierno de los Estados Unidos, a cambio de información secreta sobre guerra bacteriológica con seres humanos, en el supuesto de que se aproximaba un posible enfrentamiento con la Unión Soviética. Algunos de estos experimentos con prisioneros chinos fueron: disección de personas vivas (entre 400 y 600 cada año) para documentar su muerte o el congelamiento de prisioneros a los cuales sometían con técnicas de deshidratación severas para documentar la agonía, pruebas de resistencia a la propagación de enfermedades infecciosas como cólera, tifus, pestilencia, ántrax, difteria y bacteria de la disentería, contaminación de las fuentes de agua para probar la capacidad de destrucción de las armas bacteriológicas, etc.). Cf. Entre numerosas fuentes: http://sgm.casposidad.com/prensa/u731.htm Fecha de captura: 22-10-2014. También página en inglés Guyat, David, "Unit 731", en: http://www.deepblacklies.co.uk/unit731-part1.htm Fecha de captura: 22-10-2014.

[43] Esta experimentación realizada entre 1945 y 1949 en el Centro Médico de esta Universidad fue objeto de una demanda judicial en nombre de dos mujeres y sus dos hijas, una de ellas ya había fallecido en el momento de la querella, que formaban parte del grupo de 800 mujeres sometidas a prueba con hierro radiactivo durante su embarazo, a cambio de atención médica gratuita. Cf. La noticia que da cuenta detalladamente de los hechos: Calvo Roy, José Manuel, "Querella de las embarazadas victimas de radiaciones en EE.UU. en los años 40", en *El País* (Madrid) 2 de febrero de 1994.

nacional de Ética Médica. En 1964, durante la 18ª Asamblea Mundial, realizada en Finlandia, emitió por primera vez lo que se conoce como Declaración de Helsinki,[44] donde propone los principios éticos que deben reglar "la investigación médica en seres humanos, incluida la investigación del material humano y de información identificables." [45]

El interés en torno de la necesidad de precisar los aspectos éticos en la toma de decisiones en la práctica sanitaria y en la investigación médica fue creciendo a raíz de esos acontecimientos, sin embargo no cesaron y, lo que es peor, no han cesado de repetirse. Inclusive muchos de ellos fueron justificados jurídica y académicamente. Después de los experimentos que comentamos del Instituto Tuskegee, la Comisión Nacional para la Protección de los Sujetos Humanos ante la Investigación Biomédica y de Comportamiento de los EE.UU. publicó, en 1978, un documento conocido como el *Informe Belmont*: "Principios éticos y pautas para la protección de los seres humanos en la investigación". El proceso que llevó a la redacción de este informe dio lugar a diversos organismos vinculados con las investigaciones en humanos. El informe destaca tres principios éticos, los cuales darán lugar a los que han constituido la concepción estándar de la bioética: 1) el respeto a las personas (protección de la *autonomía* y la obtención del *consentimiento informado*), 2) maximizar los beneficios siempre que se minimicen los riesgos de las personas involucradas (*beneficencia*), y 3) *justicia*, esto es, emplear procedimientos razonables y administrados adecuadamente.

La aplicación de estos procesos de reflexión sobre la actividad profesional permitió un giro en la problemática deontológica médica y, por extensión, al modo de enfrentar los desafíos de la salud pública, en la que la influencia de los derechos sociales de los ciudadanos jugará cada vez más un papel sustantivo en la elaboración y ejecución de políticas sanitarias. Entre otros aspectos se fue acentuando lo que ya se conocía como

---

[44] Adviértase que esta primera declaración es de 1964 y los escandalosos experimentos de Alabama duraron hasta 1972.

[45] La voluntad de vigencia fue ratificada en las sucesivas reuniones mundiales de la Asociación: 18ª Asamblea Médica Mundial, Helsinki, Finlandia, junio 1964; 29ª Asamblea Médica Mundial, Tokio, Japón, octubre 1975; 35ª Asamblea Médica Mundial, Venecia, Italia, octubre 1983; 41ª Asamblea Médica Mundial, Hong Kong, septiembre 1989; 48ª Asamblea General Somerset West, Sudáfrica, octubre 1996; 52ª Asamblea General, Edimburgo, Escocia, octubre 2000; Nota de Clarificación, agregada por la Asamblea General de la AMM, Washington 2002; Nota de Clarificación, agregada por la Asamblea General de la AMM, Tokio 2004; 59ª Asamblea General, Seúl, Corea, octubre 2008; y 64ª Asamblea General, Fortaleza, Brasil, octubre 2013.

el principio de beneficencia en correspondencia con el reconocimiento progresivo de la capacidad del paciente en la toma de decisiones en lo que respecta a su salud, abandonado así el sesgo paternalista y casi de omnipotencia que caracterizó el papel del médico en el paradigma clásico. [46]

Puede decirse que el famoso caso de Karen Ann Quinlan (1976) dio lugar a la constitución de los comités de ética. El hecho sigue permitiendo la reflexión sobre los alcances y límites de la intervención médica, la responsabilidad profesional ante la vida (el Juramento Hipocrático), a la vez que la apertura a todo el espectro de cuestiones en torno del marco jurídico de la eutanasia y los derechos civiles de los pacientes, en este caso representados por los padres de Karen que interpusieron una demanda ante la justicia para quitarle el respirador, decisión que fue autorizada por la Corte Suprema de Nueva Jersey.[47]

Bioética y salud pública

Con alguna independencia de los debates acerca del estatus epistemológico de la bioética en el marco de otras disciplinas afines, –de las cuales bien es posible prescindir a la hora de *hacernos cargo* de las cuestiones éticas con que nos enfrentamos en la práctica profesional–, puede decirse que la bioética es una de las modalidades de la *ética aplicada* y, en tanto que tal, reflexiona y orienta en la toma de decisiones en el campo de la salud. Pero como las cuestiones de que trata incumben tanto a las ciencias de la salud como a la filosofía, además de otras disciplinas,[48] la bioética

---

[46] Lo que se afirma en el texto es una ligera descripción del proceso que desembocará en la aparición de la bioética, casi como una disciplina independiente con netos perfiles epistémicos, según algunos especialistas. Aquí empleamos preferentemente un concepto restringido de "bioética", lo que no quiere decir que se ha excluido su competencia disciplinaria en otros campos temáticos, por ejemplo, en el estudio de los problemas que afectan a todos los seres vivos.

[47] Instancias decisivas en el proceso de desarrollo de los Comités Hospitalarios de Ética fueron los casos "Baby Doe" (1982, Indiana) y "Baby Jane Doe" (1983, Nueva York). Consultar especialmente: Tealdi, Juan Carlos – Mainetti, José Alberto. "Los comités hospitalarios de ética." En: www. hospitalbariloche.com.ar/ArchivosBIO/A5.pdf. s/f/e. Fecha de captura: 04-11-2014. Para estos autores "Los comités hospitalarios de ética (CHE) son grupos interdisciplinarios que se ocupan de la docencia, investigación y consulta asociadas con los dilemas éticos que surgen durante la práctica de la medicina hospitalaria".

[48] Por ejemplo, el derecho y la política, en la medida en que la aparición de la bioética fue una respuesta al contexto histórico-político y jurídico.

supone también un espacio interdisciplinario o transdisciplinario [49] de reflexión para aportar soluciones concretas a la toma de decisiones sobre conflictos morales que acontecen en la acción sanitaria cotidiana. Busca, en definitiva y sobre todo, definir criterios significativos que sirvan al propósito de resolver conflictos morales en el campo de la salud. En este punto se plantea un tema no menor que hace a la reflexión práctica: El problema de la aplicabilidad de esos criterios, ya que deben emplearse a situaciones contextuales siempre diferentes. Maliandi se pregunta al respecto, ¿cómo pueden aplicarse a esas situaciones diversas y únicas las normas, que tienen un carácter textual y necesariamente un contenido genérico? [50] Desde su punto de vista, el problema de la aplicabilidad de las normas puede resumirse en el de la aplicabilidad de los principios (que hemos venido enunciando y a los cuales dedicaremos la sección siguiente) y que ampliará para atender precisamente los conflictos derivados de su aplicación con el paradigma de convergencia por él desarrollado. [51]

En la vida cotidiana no hacemos distinción entre los términos "moral" y "ética". Sin embargo, existe un uso técnico de ambos, que es el filosófico y refiere, básicamente, a niveles de reflexión distintos: el de la vida cotidiana (moral) y el de la fundamentación de lo que hacemos en la vida cotidiana (ética), esto es, a lo que nuestras convicciones, comportamientos, costumbres constituyen a diario y se conoce como "moral vivida". Así, se reserva la palabra "moral" –aunque no necesariamente de modo excluyente, pues hay quienes hablan de "filosofía moral" en lugar de ética– para aquel comportamiento que es pensado o reflexionado, vale decir, el asunto del que trata la ética, en tanto que disciplina filosófica: el fenómeno de la moralidad. En lo que a nosotros respecta se trata de los comportamientos y valores puestos en juego en la praxis profesional del agente de salud y que reclaman consideraciones reflexivas de carácter

---

[49] La diferencia de aplicación al campo de la salud entre abordaje interdisciplinar y transdisciplinar la he propuesto en: "El carácter transdisciplinario de las Ciencias de la Salud", en *Conexiones. Revista Argentina de Salud Mental*. Publicación de la Asociación Argentina de Salud Mental. Año 4, n° 12 Marzo de 2008; pp. 15-19. Desde mi perspectiva sería más apropiado hablar de la bioética como disciplina transdisciplinar porque es la cuestión moral en conflicto que debiera determinar nuestra visión y pensarla, en consecuencia, en su singularidad irrepetible. Consultar en este mismo libro, especialmente el capítulo 3.

[50] Maliandi, Ricardo, "Los paradigmas de aplicabilidad ética", Fernández G. (comp.), *El Giro Aplicado*, Remedios de Escalada: Ediciones de la UNLa, 2002.

[51] Ver especialmente su obra en tres tomos: *Ética Convergente*, en especial el tercero, "Teoría y práctica de la Convergencia", Buenos Aires: Las Cuarenta, 2013.

ético cuando dan lugar a conflictos. De ahí, el concepto de ética aplicada. Se comprende así que la bioética constituya un campo normativo desde el cual se reflexione y oriente el obrar para resolver las necesidades de salud integral de las personas y las comunidades.

De acuerdo a la información existente, el término "bioética" fue empleado por primera vez por el teólogo y educador alemán Fritz Jahr, quien combinó las palabras "bio" y "ética" en un artículo publicado en la revista *Kosmos* en 1927. [52]

Sin embargo, es con la obra del oncólogo Van Rensselaer Potter, *Bioethics: Bridge to the Future*,[53] publicada en 1971, donde el término "bioética" puede decirse que adquiere carta de ciudadanía en el universo científico. En esta obra Potter señala la necesidad de que biólogos y científicos consideren los aspectos humanos en la investigación y en la atención sanitaria. Claro que la repercusión del libro de Potter debe situarse en un contexto favorable a la acogida de la instalación de una nueva disciplina que contemplara los aspectos ético-filosóficos y científicos que se habían presentado ya con fuerza desde la Segunda Gran Guerra.

Por lo demás, diferentes factores venían contribuyendo a la toma de conciencia en este sentido: 1) El avance técnico-científico, que ha posibilitado la intervención de los científicos en los procesos fundamentales de la vida y la muerte; y 2) la aparición de nuevas actitudes sociales y culturales, la reivindicación de los derechos civiles individuales y la protección de grupos minoritarios, así como la relevancia creciente del derecho de los pacientes a recibir adecuada información.

---

[52] Jahr, Fritz, "Bio-Ethik. Eine Umschau über die ethischen Beziehungen des Menschen zu Tier und Pflanze", En *Kosmos. Handweiser für Naturfreunde* 24 (1), 1927, pp. 2-4. Fernando Lolas, de la Sociedad de Biología de Chile, en su artículo "Bioethics and animal research. A personal perspective and a note on the contribution of Fritz Jahr" (*Biological Research*, v. 41, n.1, Santiago de Chile, 2008) en su comentario remite a un escrito posterior de este teólogo en el que hace expresa referencia a Kant y que traducimos de su trabajo: "La idea principal que sostiene Jahr en su artículo fue anticipar lo que él más tarde llamó "el imperativo bioético" (en la obra "Drei Studien zum 5. Gebot. Ethik. Sexual-und Gesellschaftsethik" 11, 1934, pp. 183-187). Al parafrasear a Kant con el imperativo categórico, Jahr sugería que todos los seres vivientes eran dignos de respeto y deberían ser tratados no como medios sino como fines en sí mismos."

[53] V.R. Potter, *Bioethics: Bridge to the Future*, Englewood Cliffs NJ: Prentice Hall. 1971. Para una discusión sobre los alcances del término y la problemática que lo acompaña puede consultarse con provecho el ensayo de Estévez, Agustín V., *Bioética. De la cuestión nominal a la caracterización de su concepto*, Bahía Blanca: Editorial de la Universidad Nacional del Sur, 2002.

De modo que en el ámbito bioético, la gravedad de los problemas y la falta de consenso originaban ya y lo siguen haciendo, por un lado, la exigencia de la reflexión filosófica y, por otro, la necesidad de desarrollar criterios en el plano práctico para resolver los problemas o conflictos. Pero estos conflictos soportan también una cierta ambigüedad que lleva consigo la medicina occidental desde sus orígenes griegos. En esta dirección es importante detenernos a reflexionar sobre la caracterización que hace la bioeticista mexicana Juliana González Valenzuela sobre el sentido "jánico"[54] de nuestro tiempo, esto es, "una época de gran cambio, particularmente en el ámbito de las revoluciones científicas y tecnológicas." Esta ambigüedad, su naturaleza dilemática y bifronte tienen, según la experta, un significado especial en las ciencias y técnicas de la vida. Así:

> [...] Es en el *uso* concreto de la ciencia donde se hace patente el carácter dilemático de los prodigiosos recursos biotecnológicos.
> También la medicina, en sus orígenes griegos hizo expresa su inherente ambigüedad: Esculapio es divinidad de la oscuridad y el inframundo, al mismo tiempo que es hijo de Apolo, el dios de la luz y la salud. Algo semejante ocurre, además, con el *phármakos* griego que es curación y veneno al mismo tiempo. El doble poder de la medicina explica la necesidad del "juramento" y de la purificación ética del médico hipocrático. Es en la ética donde se encuentra la única posibilidad de superar la ambivalencia y el peligro de las fuerzas negativas de *Asklepio*.[55] Y así como la ética se llega a alojar en el corazón mismo de la medicina hipocrática y se torna imprescindible para el ejercicio de su arte (*techné*), así ocurre hoy, no solo con la medicina, sino también con las biociencias y las biotecnologías de la actualidad. *Bíos* requiere de *éthos* para hacer frente a la ambigüedad, a los dilemas cruciales del nuevo saber y nuevo poder sobre la vida y la mejora de la vida. A la *bio-ética* le corresponde, entonces, la toma de conciencia del doble poder —creador o destructor— de las tecnociencias de la vida como también la posibilidad de decidir en la disyuntiva, apostando por el camino afortunado.
> La conciencia bioética es en este sentido necesaria para la ciencia [...] [56]

---

[54] Por Jano, que es uno de los dioses romanos más antiguos. Se lo representa con caras opuestas, una que mira hacia adentro y otra hacia afuera, o bien hacia adelante y hacia atrás. El porvenir y el pasado.

[55] Es la transliteración del nombre en griego. En el texto citado está mencionado al comienzo como "Esculapio", que es el nombre romano del dios.

[56] González Valenzuela, Juliana (coord.), *Dilemas de Bioética*, México, UNAM-Comi-

Brevísimo recorrido por los principios clásicos de la bioética

La permanencia a lo largo de más treinta años del paradigma bioético basado en principios ha sido, sin duda, el mayor de sus logros pero, en buena parte, ese éxito en la aplicación del modelo ha constituido también su debilidad. En este sentido, la célebre obra que Tom Beauchamp, filósofo, y James Childress, teólogo, publican en 1979, *Principles of Biomedical Ethics*[57] constituye, sin duda, la primera formulación de aplicación sistemática al campo de la bioética del movimiento ético reflexivo que se elaboró con variantes y muchas vicisitudes en la segunda mitad del siglo XX y que, de algún modo, impactó también para bien de la ciencia en general en el despliegue de la conciencia de su actividad. Muchas de estas debilidades se advierten en ocasiones en las cuales se debe adoptar decisiones sobre asuntos puntuales de casos de aborto, eutanasia, "donación" de gametos,[58] etc., cuya complejidad dilemática ponen en conflicto los principios por ellos adoptados, o acaban por resultar insuficientes para resolverlos. Por otra parte, el abordaje de la bioética desde ese punto de vista responde a las fuentes que lo inspiraron,[59] las cuales centraron la problemática en el individuo y en su libertad de decisión, pero con independencia de su circunstancia social y cultural. Esto se visualiza –como veremos– cuando se acentúa el principio de autonomía en detrimento del de justicia, o el fenómeno de los alcances de la salud pública. De cualquier modo es necesario convenir en que la sistematización propuesta por Beauchamp y Childress ha servido hasta ahora como paradigma sostenible y "nor-

---

sión Nacional de los Derechos Humanos y F.C.E., 2007; p. 18.

[57] Beauchamp, T. – Childress, J., *Principles of Biomedical Ethics,* Oxford, Oxford University Press. 2001. 5ta edición. - Versión en castellano de esta obra: *Principios de ética biomédica* , Barcelona: Masson, 1999.

[58] Arnoldo Kauss "Controversias sobre células troncales. Comentario sobre el trabajo de Anne Fagot-Largeault, en Gonzáles Valenzuela Juliana (coord.). *Dilema…*, p.79, trae la información siguiente: "En mayo de 2005 un periódico estadounidense publicó la siguiente noticia: 'Se ofrecen 25 mil dólares para una donadora de óvulos que sea estudiante de la IVY League o descendiente de europeos del Este, que tenga entre 21 y 32 años, que sea saludable, atlética, muy guapa, que mida desde 5 pies y 7 pulgas hasta 5 pies y 10,5 pulgadas, que sea sobresaliente y de preferencia con buen sentido del humor.'"

[59] Ha sido relevante en este proceso de desarrollo de una conciencia reflexiva el pensamiento de autores como E. Kant y Stuart Mill. En este sentido, Beauchamp justifica con Stuart Mill la postura maximista del utilitarismo, y Childress justifica desde Kant un enfoque deontologista.

malizado"–en el sentido de Kuhn[60]– para la comprensión y resolución de cuestiones ético-biomédicas.

Como sabemos, los cuatro principios son:
1. Respeto por la *autonomía*, en tanto que todas las personas son agentes libres, capaces de decidir por sí mismos y, en los casos de aquellas personas que tengan disminuida esa capacidad por diferentes razones, garantizar su protección.
2. *No maleficencia*. Este principio conocido en la historia de la medicina por la expresión latina "primum non nocere", reconoce la prioridad de omitir actos que puedan causar un perjuicio, cuestión compleja si se consideran, por ejemplo, los casos de consecuencias no queridas de medicamentos.
3. *Beneficencia*, esto es, "la obligación moral de actuar en beneficio de los otros", tal como lo definen los mismos autores.
4. *Justicia*. La aspiración de este principio es disminuir las condiciones de desigualdad que normalmente se dan en la atención sanitaria por múltiples causas convergentes. Este principio supone la aplicación de los derechos humanos de segunda generación (sociales y económicos, entre los que se incluye el acceso a los servicios de salud).

Algunas reflexiones sobre los principios clásicos de la bioética

Al elaborar su obra, Beauchamp y Childress consideraron el punto de vista de la ética de David Ross[61] acerca de que los principios se originan en las obligaciones morales que reconocen las personas comunes, vale decir, principios que definen deberes que son vinculantes, de ahí la necesidad de respetarlos.

---

[60] Referido a la noción central de "ciencia normal", concepto desarrollado por Thomas S. Kuhn en su clásica obra: *La estructura de las revoluciones científicas*, México, F.C.E. 1971 y sucesivas ediciones.

[61] Cf. Ross, David, *Fundamentos de Ética*, Buenos Aires, EUDEBA, 1972. La obra original de W. David Ross que da lugar a las reflexiones en este texto contenidas se titulaba "The Right and the Good" y fue publicada en 1930. De 1939 es la publicación de la obra que citamos con el mismo título: *Foundations of Ethics* (Londres, Oxford University Press). Para una visión global de su pensamiento, puede consultarse en la edición de EUDEBA el capítulo XIII, donde hace un *resumen* de su pensamiento, pp. 267-281.

"El problema –dice Gracia sobre este mismo asunto– era qué hacer cuando entraran en conflicto. En ese caso, evidentemente, no resultaba posible respetarlos al mismo tiempo; uno o varios tenían que ceder ante otro u otros. No se trataba, pues, de principios absolutos que debieran prevalecer siempre y necesariamente."[62] Por eso estos autores, inspirándose en Ross, los entendieron como "principios de 'prima facie',[63] que vinculan, pero que en una situación concreta pueden verse obligados a ceder la primacía a otro principio, de modo que es la situación la que permite establecer la jerarquía."[64] Completa su reflexión a partir del siguiente interrogante: "…cuál debe ser el procedimiento por el que se establezca la jerarquía y, por tanto, se defina qué principio debe considerarse más vinculante. Aquí la bioética ha echado mano, como todas las filosofías prácticas actuales, de los criterios aristotélicos de deliberación y de prudencia. Es posible analizar la situación con todo el detalle posible, deliberar sobre los cursos de acción del caso y a la vista de eso tomar una decisión prudente. Esa deliberación puede ser individual y muchas veces tiene que serlo, pero conviene que si es posible se haga colectiva. Las éticas actuales son intersubjetivas y consideran que debe permitirse la participación de todos los actual o virtualmente implicados por una norma o una decisión. La deliberación tiene que ser participativa. Este es el origen de los Comités de Ética. Si se considera que los principios o los deberes son absolutos y carecen de excepciones, entonces el comité tiene una función casi cosmética. Creer en el comité supone creer en la racionalidad práctica, en la participación de los implicados, en el pro-

---

[62] *Como arqueros al blanco...*, p. 118.

[63] O deberes *prima facie*. Una obligación *prima facie* para Ross es, por ejemplo, la promesa, pues crea la obligación de fidelidad, o la deuda y las malas acciones, ya que dan lugar a la reparación; también las acciones generosas de otros, relacionadas con la gratitud. Son deberes condicionales, los cuales deben cumplirse si no entran en conflicto con otros deberes de esa clase, pero si entran en conflicto su condicionalidad desaparece y se tornan deberes efectivos. Según R. Maliandi y O. Thüer (*Teoría y praxis de los Principios bioéticos*, Remedios de Escalada, Ediciones de la UNLa, 2008; p. 67) Ross aporta algo nuevo –y esto es lo que a la bioética le interesa– al describir las obligaciones de autoperfección, a saber: justicia, beneficencia, y no maleficencia. Al respecto dice que si los principios de beneficencia y no maleficencia entran en conflicto, este último tiene primacía sobre el primero". Sin embargo, no establece prioridades entre los demás principios", asunto que va a abordar la perspectiva de este libro citado sobre la base del pensamiento ético del propio Maliandi.

[64] Gracia, Diego, p. 118.

ceso de deliberación racional y en la prudencia como modo de tomar decisiones morales. [65]

Tal como se adelantó en las líneas iniciales de este parágrafo, según Maliandi-Thüer, la interrelación entre los principios de *beneficencia* y *no maleficencia* no es meramente de complementariedad sino "una de las formas básicas de la conflictividad"[66]. Empero, para Beauchamp y Childress, quienes sostienen el carácter fundamental de ambos principios para cualquier acto médico, sea en el marco de una investigación o de la atención sanitaria, aunque en el juramento hipocrático y los demás escritos del *Corpus Hippocraticum* existen referencias a aspectos morales y obligaciones en el ejercicio de la medicina, solo podría interpretarse en el *Corpus* como principio de no maleficencia la expresión 'o al menos no dañar'. No hay pues para ellos una referencia específica. Es indudable que este detalle no hace la diferencia respecto de las obligaciones del agente de salud. Lo importante en este punto es la observación de que ambos principios, aunque parezcan a una lectura ligera complementarios, pueden no serlo.

En relación con el principio de *respeto a la autonomía*, Beauchamp y Childress lo reelaboran y cambian el nombre porque advierten que se lo había mal interpretado como un principio que concedía al paciente el derecho a ejercer su voluntad en forma discrecional. Por ello prefieren llamarlo de "respeto por la autonomía", para darle mayor precisión y flexibilidad en la aplicación. Afirman que en bioética la acción autónoma debe entenderse en términos de *intencionalidad*, *comprensión* y *ausencia de constricción*. La primera no admite grados, pero las otras sí: "…una acción autónoma requiere, además de la intención, un aceptable grado de comprensión y libertad, pero no una comprensión absoluta o una ausencia total de influencias externas o internas." [67] Agregan también que el término "aceptable" puede resultar vago, pero no más que lo es en cualquier ámbito en el que se han de tomar decisiones.

En definitiva, el principio de autonomía pone de manifiesto la praxis del derecho de autodeterminación del paciente y su aplicación requiere: 1) competencia y elección autónoma y 2) consentimiento informado.

---

[65] *Ibidem*, p. 119.
[66] Maliandi, R, - Thüer, O. *Teoría y praxis…*, p. 72 ss.
[67] Cf. *Ibidem*, p. 87 ss.

El principio bioético de justicia está orientado, en cierto modo, a compensar el principio de respeto a la autonomía cuando este se alza sin restricciones sobre los beneficios que suponen los derechos de segunda generación. Entre los factores más relevantes que suelen ser objeto de debate y que inciden sobre los alcances del concepto de salud pública está la cuestión de la distribución de recursos y, por tanto, de servicios que se pueden y se deben prestar respecto de la demanda poblacional, tales como el acceso de todos a una atención médica de calidad. En esta misma dirección, al referirse a la problemática de la distribución de recursos médicos, Diego Gracia afirma que en estos tiempos el tema de la salud ha dejado de ser una cuestión privada para convertirse en un problema público y político… Observa que lo más habitual es que la justicia de los sistemas de salud sea evaluada desde el punto de vista de la justicia distributiva. Sin embargo, señala con razón que un correcto análisis de la justicia de un sistema de salud no puede ni debe desconocer tanto el plano deontológico como el teleológico.[68]

En relación con la aplicación de estos principios Victoria Camps afirma en el prólogo a la edición española del libro de Jonsen, Siegler y Winslade, *Ética clínica. Aproximación a la toma de decisiones éticas en la medicina clínica*, que estos principios son importantes y han de existir, pero que las decisiones –en el orden práctico– no pueden tomarse solamente a partir de la aplicación del principio general: "El problema no está en la formulación abstracta, sino en llevarlo a la práctica". [69] Y subraya esta idea con la siguiente afirmación: "Los problemas éticos –para nosotros cuestiones, ya que superan el carácter puramente dilemático– están en los casos concretos, no en la teoría." Es en este sentido que Camps presenta lo que constituirán algunas de las alternativas a los principios antes enunciados y que serán desarrolladas por los especialistas en el libro de referencia. Esas alternativas llevan por nombre "el método de los cuatro parámetros". Esos aspectos que el clínico debe considerar a la hora de

---

[68] Cf. Gracia, Diego, "Qué es un sistema justo de servicios de salud. Principios para la asignación de recursos escasos", en *Bioética. Temas y perspectivas*, Núm., 527, Washington: OPS, 1990, pp. 187-201. Un comentario claro del enfoque "principialista" de los autores en análisis y de otros abordajes puede encontrarse en la obra de Diego Gracia, *Procedimientos de decisión en ética clínica*, Madrid: Triacastela, 2007. (Capítulo 2).

[69] Camps, Victoria, "Prólogo a la edición española", de Jonsen, A. R. –Siegler, M. –Winslade, W. J., *Ética Clínica. Aproximación práctica a la toma de decisión es éticas en la medicina clínica.* Barcelona: Fundación V. Grífols i Lucas – Ariel, 2005; pp. 9-10.

tomar decisiones, pueden subsumirse bajo "los cuatro tópicos siguientes: 1) indicaciones médicas, 2) calidad de vida del paciente, 3) preferencias del paciente, 4) elementos del contexto.

En realidad, los cuatro objetivos no son sino un modo menos abstracto de mencionar los cuatro principios clásicos de la bioética: 1) *no maleficencia* equivale a hacer un diagnóstico y proponer un tratamiento; 2) *beneficencia* equivale a considerar qué calidad de vida tiene y le espera al paciente; 3) *autonomía* significa tener en cuenta las preferencias del paciente; 4) *justicia* implica pensar en el contexto económico, social y cultural que rodea al paciente."[70]

La misma difusión de lo que se llamó "bioética anglosajona", por el origen de su formulación y por la concepción liberal que sustentaba la justificación de sus principios, a todo el universo de la problemática de la salud, permitió también el enriquecimiento de la propuesta y la modificación del paradigma en uso debido a su inaplicabilidad en casos conflictivos. Muchos de estos cambios fueron producto necesario de su adaptación a contextos socioculturales diversos y a las modalidades de los sistemas de salud en el que debían aplicarse. Así el paradigma principalista (o principialista según se prefiera) comenzó a ser objeto de críticas, las cuales, en definitiva, facilitaron su adecuación parcial a contextos diferentes.

Como colofón de lo dicho, lo fundamental de estas críticas al paradigma clásico o estándar bioético se ciñeron al énfasis puesto en el principio de autonomía y al poco desarrollo a que dio lugar el abordaje ético a las cuestiones de justicia sanitaria. Un punto importante en esta *crisis del paradigma*, por llamar a este momento de algún modo apropiado, fue la aparición o, mejor, reaparición (Jahr, Potter) por extensión del interés por la cuestión social en el campo de la salud pública de la orientación bioética de la ecología.

Como parte de este proceso de criticidad necesario que requiere siempre el abordaje de las cuestiones éticas, en nuestro caso, la cuestión ética en salud, no puede soslayarse la contribución, entre otras, del bioeticista estadounidense, Edmund de Pellegrino. El texto que sobre su enfoque se transcribe completa, desde nuestra perspectiva, estos cambios de los que venimos hablando y permite ver la transición de los enfoques individua-

---

[70] *Ibidem*, p. 10. Todo el libro es un desarrollo del método que los autores anticipan en el cuadro sinóptico de los cuatro parámetros. *Ver:* p. 31.

listas en salud a una mirada donde la equidad, como justicia y solidaridad en la atención y la disponibilidad de recursos, abre la perspectiva de una gestión de la cuestión sanitaria (políticas y prácticas, individuales y comunitarias) caracterizada por la integración de esfuerzos y recursos sin dejar de atender el núcleo del vínculo paciente-médico.

[Principio de Autonomía]

Pellegrino está convencido de que la autonomía ha desplazado a la beneficencia como primer principio de la ética médica. Como resultado, la relación médico-paciente es ahora más franca, abierta y respetuosa con la dignidad humana. Sin embargo, es necesario reinterpretar este principio con el fin de evitar extremismos y reduccionismos. La autonomía es la capacidad de autogobierno, una cualidad inherente a los seres racionales que les permite elegir y actuar de forma razonada o, con otras palabras, es la capacidad de los seres humanos para pensar, ponderar y decidir sobre lo que consideran bueno para sí mismos. Pellegrino investiga sus raíces filosóficas deteniéndose en J. Locke, I. Kant y J.S. Mill, reconociendo también las de índole política y social que se plasman en la toma de conciencia y progresiva defensa de los derechos civiles a principios de los años 70 del siglo pasado. Y asume que, aun teniendo evidentes connotaciones legales, va mucho más allá de las normas jurídicas porque implica un *êthos* concreto que consiste en conjugar autonomía, confianza y beneficencia en el lugar arquetípico de la medicina: la relación médico-enfermo. Quedarse "más acá", conformándose con un cumplimiento "legalista" de la autonomía, conduce a una "medicina defensiva", contraria a la ética médica.

[Crítica filosófica al principio de autonomía]

Pellegrino se opone a una autonomía ideal y abstracta, desarraigada del contexto asistencial y de la experiencia de la enfermedad. Y para situarla en el lugar que le corresponde, analiza sus limitaciones:

<u>Internas</u>: Las provocadas por lesiones, traumatismos o falta de lucidez mental originada por diversas causas. En esas situaciones la autonomía queda afectada y hasta puede ser necesario reconocer la incompetencia del enfermo.

<u>Externas o contextuales</u>: Para comprender a alguien, sus decisiones y sus actos, hay que comprender su "mundo vital" (Husserl) o sus "circunstan-

cias" (Ortega y Gasset), donde puede haber muchos y diversos motivos que limitan la autonomía.

Existenciales: La práctica de la autonomía está también limitada a lo largo de la propia existencia por los contornos de la misma vida personal, es decir, el sistema de valores, creencias e ideas que configuran la trayectoria vital de cada uno.

Conceptuales: El concepto de autonomía es polisémico, varía según escuelas y sensibilidades, y queda afectado por las transformaciones y cambios de la vida humana, como sucede con el hecho de la dependencia física y psíquica o con la dificultad de comprender la información a causa de la propia enfermedad.

En resumen, Pellegrino defiende un concepto realista, gradual y limitado de autonomía, y critica fuertemente el autonomismo radical. No hay por qué considerarlo de modo unilateral o exclusivo en la práctica médica, sino verlo junto a los principios de beneficencia, integridad y justicia. La práctica de la autonomía no puede atentar contra el bien de la propia persona o la de un tercero, ni contra su integridad física, moral y psicológica y, por supuesto, tampoco contra la justicia. Por tanto, la jerarquía de principios es la siguiente: la beneficencia, posteriormente el de integridad, luego el de justicia y, en último término, la autonomía. Absolutizar la autonomía conduce al atomismo, el privatismo y la anarquía. [71]

---

[71] En el pensamiento de Pellegrino el principio de beneficencia es expresado en los términos de "beneficencia-en-confianza" (*beneficence-in trust*), es decir, "una beneficencia practicada desde la confianza entre médico y paciente como un proceso caracterizado por la empatía, la comunicación y el diálogo, con los siguientes requisitos: 1°) respetar el sistema de valores del paciente, 2°) buscar el bien del paciente a partir de la relación de confianza asistencial, y 3°) admitir la libertad del paciente para discernir su bien." Cf. www.bioeticadesdeasturias.com/2014/06/ellegado-de-edmund-d-pellegrino-y-ii.html. Fecha de captura: 18/11/2014. El libro de referencia de E.D. Pellegrino que escribió con David Thomasma es: *Virtues in Medical Practice*, Oxford, Oxford University Press, 1993. Esta página, "Bioética desde Asturias", de donde citamos este texto, contiene bastante información sobre la problemática aquí trabajada, es de fácil acceso y está editada por Constantino González Quintana, especialista en la materia. Ver de este profesor, entre otros: *Dos siglos de lucha por la vida: XIII-XIV. Una Contribución a la historia de la Bioética*. Salamanca: Publicación de Universidad Pontificia de Salamanca/ Universidad de Oviedo, 1995. Para ampliar la consulta sobre Pellegrino: Torralba i Roselló, F., *Filosofía de la Medicina. En torno a la obra de E.D. Pellegrino*, Madrid: Institut Borja de Bioética-Fundación Mapfre Medicina, 2001. También este enfoque puede relacionarse con nuestra perspectiva, desarrollada en la primera parte de este libro.

Sobre el debate salud individual y salud pública

La perspectiva bioética europea ha contribuido a ampliar la orientación hacia la problemática social de la sanidad, replanteando en algunas propuestas –como hemos visto ya– el orden de prioridad de los principios y permitiendo un punto de encuentro entre la bioética y la salud pública, caracterizada por valores como solidaridad, interculturalidad, responsabilidad. En América Latina se han estimulado acciones en este sentido y comenzado a capacitar a los agentes sanitarios en una visión integradora de la realidad de la población, del mismo modo que se ha destacado como vertebral la participación de las comunidades en la definición de las actividades de salud, en especial, en la atención primaria. Por lo demás, se ha producido un buen número de propuestas no solo dirigidas a la modificación en la aplicación del modelo clásico de los principios, sino a formular expresamente paradigmas de salud pública alternativos, aunque muchas veces autolimitados en su potencialidad de logros por arrastrar una fuerte carga ideológica, no compatible para nosotros con cualquier orden de valores centrado en la dignidad de las personas. En este sentido, la criticidad del progreso de las acciones de salud ayuda a ver que no puede suplirse una visión del mundo por otra puramente contestataria, sin que nada –y en este caso, los derechos de las personas– se pierdan en el camino. Y siempre en estas situaciones, curiosamente, son perjudicados por una deficiente prestación aquellos que no pueden acceder por sus propios medios a servicios de salud privados.

Ciertamente, la dinámica internacional en torno de las cuestiones bioéticas y de salud pública ha puesto ya los tópicos propios de la problemática como referencia inexcusable para la definición de políticas y el diseño de programas de salud. El fortalecimiento de estas acciones va de la mano de una mejor comprensión de la realidad sanitaria de los países de América Latina y el Caribe y su necesidad de transformación, tal como quedó reflejada en la iniciativa de la Organización Panamericana de la Salud sobre evaluación y fortalecimiento de las capacidades de salud de los países de la región. Así, en el documento elaborado por la OPS se expresa que:

> Con el fin de colocar a la salud pública a la vanguardia del programa de acción sanitaria, y en un intento de abordar la crisis en la práctica de la salud pública, la Organización Panamericana de la Salud/Organización

Mundial de la Salud (OPS/OMS) lanzó la iniciativa "La salud pública en las Américas" en 2002. En el marco de esta iniciativa se creó una herramienta metodológica con el fin de medir el desempeño de 11 funciones esenciales de la salud pública (FESP). Estas funciones esenciales se definieron como "el conjunto de condiciones que permiten mejorar la práctica de la salud pública". La aplicación de la herramienta y la medición del desempeño de las FESP en 41 países de la Región proporcionaron un punto de partida para el análisis de los puntos fuertes y débiles existentes en el sector de la salud pública en la Región de América Latina y el Caribe (ALC). En concreto, los resultados ayudaron a señalar algunas de las brechas que deben reducirse para mejorar el desempeño de la salud pública.

En la primera parte del documento se analizan los conceptos y definiciones de salud pública y la relación entre los sistemas de salud pública y los sistemas de salud. Además, se aborda la justificación del uso del término "capacidad de salud pública" en lugar de "infraestructura de salud pública". La segunda parte describe cada uno de los elementos de la capacidad de salud pública en detalle, esboza los puntos débiles existentes y señala algunos ejemplos de distintos países en relación con el fortalecimiento y la organización de las capacidades de salud pública en la Región de ALC. Por último, la tercera parte analiza la aplicación de varias herramientas de evaluación creadas por la OPS, la OMS y otras instituciones, que los autores proponen como aportaciones para evaluar el estado actual de las capacidades de salud pública […]

Estas iniciativas y la aceptación progresiva de la articulación del trabajo transdisciplinario en salud, con la inserción directa de las ciencias sociales en los procesos de planificación, facilita la mejor comprensión de una realidad que desborda de complejidad para su tratamiento. Es obvio que una acción sanitaria supone no solo una prestación específica, sino que con ella va la posibilidad efectiva de inclusión de las personas y las comunidades a mejores condiciones de vida, en las que el problema médico, por así llamarlo, es un aspecto de una realidad integral de atención. En esta dirección se suman, desde fines de la década de 1990, diferentes enfoques publicitados en foros locales e internacionales, declaraciones de organizaciones profesionales, trabajos académicos o, sencillamente, reflejados en nuevas prácticas, los cuales, más allá de los matices metodológicos e instrumentales, epistemológicos o políticos, que los separan no dejan de sentar el precedente de la convergencia de condiciones de un futuro más equitativo en materia sanitaria, a la vez que, si no suprimir, por lo menos, hacer insignificantes o relativizar las diferencias entre salud individual privada y salud pública. Así, al respecto de este debate, Juan Carlos Tealdi, en su entrada a la palabra "Bioética" en el *Diccionario del Pensamiento Alternativo*,[72] afirma:

> "Un profundo y por momento muy duro debate entre países ricos y pobres estuvo dado por el proceso de redacción de la Declaración Universal sobre Bioética y Derechos Humanos aprobado por la UNESCO en 2005.[73] Las representaciones de América Latina tuvieron una activa participación en la elaboración del instrumento y una muestra de ello fue la Carta de Buenos Aires sobre Bioética y Derechos Humanos (2004) en la que una decena de países de la región adelantaron su visión común y distinta de la concepción liberal y pragmática en cuanto a los contenidos. La Declaración se convirtió en el primer documento auténticamente universal en bioética y rompió con ello la hegemonía de la concepción principialista angloamericana. Quedó firmemente reconocida la estrecha asociación entre la bioética y los derechos humanos que había sido socavada durante dos décadas, así como la salud en tanto derecho humano básico. Y los aspectos económicos, sociales, ambientales y de diversidad cultural, reconocidos en varios instrumentos internacionales, fueron aceptados como parte indivisible de toda concepción de la bioética."

Mauricio Torres Tovar, de la Asociación Latinoamericana de Medicina Social (ALAMES), en función de pensar el futuro de la salud pública, analiza los retos actuales y elabora algunas propuestas que considera necesarias para modificar la relación existente entre salud pública – salud privada. Destacamos algunas de ellas que nos parecen representativas, y que en buena medida ya están puestas en práctica en algunos países de la región, para darnos una idea aún más acabada del debate en cuestión. Dice Torres Tovar (2006-2007)[74] que es necesario: [1] "Salir de la encrucijada

---

[72] En Biagini, H. – Roig, A. (directores) (Buenos Aires, Biblos – Ediciones UNLa; p. 72).

[73] El autor citado fue representante como experto bioeticista por la Argentina en los trabajos preparatorios de ese documento. Cf. Tb. Tealdi, Juan Carlos (Director), *Diccionario latinoamericano de bioética*. UNESCO-Universidad Nacional de Colombia, Bogotá, 2008.

[74] Torres Tovar, M., "El reto por desarrollar una salud pública en contraposición a una salud privada", en *Rev Cubana Salud Pública*, vol. 33, n°. 4 Oct.-Dic. 2007; versión *on-line* tomada del repositorio de acceso abierto *Scielo*. El trabajo es el producto de

de la vigilancia y la regulación para avanzar en una visión más articulada de su acción alrededor de la generación de condiciones para mejorar la calidad de vida y no sólo prevenir enfermedades, esto es, inscribirse en un enfoque promocional de calidad de vida. [2] Fortalecer el ejercicio de participación de la gente desde una perspectiva de ciudadanía, donde la gente se posiciona como titular del derecho a la salud, y no como usuario consumidor de servicios de salud que sólo reclama por un contrato ante el prestador de servicios. [3] Fortalecer los pregrados y los posgrados en salud pública a partir de incorporar en la formación el enfoque de derechos, determinantes sociales de la salud y equidad."

Otra perspectiva de las reflexiones y propuestas en torno a este debate es la de Christian Darras, consultor del área de Desarrollo de Servicios de Salud de la OPS/OMS. Parte de considerar que la salud pública, por naturaleza, va más allá del individuo y, en consecuencia, todas las acepciones que existen respecto de lo que sea la salud pública, según su punto de vista, tienen una visión común en tanto que toman en cuenta no sólo las personas sino el contexto en el que viven (la familia, la comunidad inmediata y la sociedad en general a la que pertenecen). Identifica entonces lo que califica como "dos miradas sobre el tema": 1) minimalista y 2) maximalista.

> La mirada minimalista tiende a considerar que el campo de la salud pública debe limitarse a medidas, generalmente de promoción y prevención, que no interesan al libre mercado de la atención médica. Debe centrarse en los llamados bienes públicos, es decir, aquellos para los cuales se reúnen las condiciones de obligatoriedad y no rivalidad.
> En el enfoque maximalista se piensa que, por naturaleza, no existen elementos de tema de salud que no tengan repercusiones sobre los otros y, entonces, todo es salud pública [...] [75]

Darras vuelve sobre la idea de que la salud pública "introduce una tensión entre los cuatro principios básicos de la ética", en realidad, de la bioética estándar, y da algunos ejemplos sencillos, como la prohibición de

---

dos intervenciones del autor en diferentes situaciones, en un encuentro de Escuelas de Salud Pública en Río de Janeiro (2006) y con una versión más ajustada en la Universidad Libre de Cali (Colombia, 2007).

[75] Darras, Ch., "Bioética y salud pública: al cruce de los caminos", en *Interfaces. Acta Bioethica*, 2004, año X. nº 2; p.228.

fumar en espacios públicos (principio de no maleficencia) que se opone al principio de autonomía. Señala, sin embargo, que

> [...] esta tensión, propia de la aplicación de la bioética a la salud pública, está en el centro de la definición de las políticas públicas en salud. La podemos visualizar con el tema de los estilos saludables. Por un lado, representan un esfuerzo para mejorar el estado de salud de la población, además de precautelar la defensa del dinero público con la disminución de la carga de enfermedades futuras. Pero, por otro, pueden ser vistos como la generalización de una cultura sanitaria uniforme, poco cuidadosa de las opiniones personales, para no hablar de la imposición de un modelo sanitario de conducta [...] ¿Cuál es, entonces, el equilibrio que es preciso mantener entre el intervencionismo benevolente y la responsabilidad ciudadana?
>
> Ahora bien, esta manera de enfocar la oposición entre principios éticos y, más concretamente, entre beneficencia para unos y no maleficencia para otros, mantiene una visión de las personas como "objetos" de las intervenciones de salud. Unos aprovechan las intervenciones de las cuales otros sufren, pero ninguno tiene capacidad de actuar sobre ellas. Sin embargo, el aparente antagonismo entre interés individual e interés colectivo puede empezar a superarse si consideramos que las personas son "sujetos", es decir, dotadas de capacidad de análisis y toma de decisión frente, precisamente, a este antagonismo. Dicho de otra manera, cuando las personas pueden reflexionar sobre el impacto de las acciones sobre su salud como también sobre la de los demás, empezando por sus parientes y vecinos, logran combinar intereses de diferente índole. Para eso hacen uso de nuevos valores, como los de responsabilidad y solidaridad.[76]

Es indudable que, con independencia de una argumentación más o menos moderada, todos los autores no soslayan la problemática que suscita la crisis evidente del paradigma de una atención sanitaria que recorta los alcances del derecho a la salud como un derecho humano básico. También es cierta la alusión a la necesidad de "hacer uso de nuevos valores" –más que nuevo podría decirse, olvidados– como expresaba al final del último texto citado Darras. Pero las personas no hacen propiamente hablando "uso de valores", en todo caso, los desarrollan, los despliegan o, mejor, los *realizan* en su existencia cotidiana. Y este es el punto realmente impor-

---

[76] *Ibidem*, p. 229.

tante: el debate sobre salud pública y salud individual sirve al propósito de pensar las alternativas de cambio que son imprescindibles para reducir la brecha de un servicio hasta ahora inequitativo si se trata de servir a toda la población de un país, que en algunos casos suele hacer del agente sanitario un mercader más cuando su vocación de servicio ha perdido el sentido de todo vínculo. En última instancia, cuando nuestra mirada, como decíamos, la referencia axiológica desde donde gestamos nuestra posibilidad en el mundo dejan de ser *los otros*, el ser humano sufriente o la disposición al encuentro con aquellos a quienes agobia la fragilidad de una calidad de vida mejor, ningún cambio será posible.

Apertura para seguir pensando y haciendo...

La cuestión ética que acompaña desde el nacimiento a la profesión sanitaria no puede ni debe ser un factor complementario en la ponderación de la calidad de los servicios de un sistema de salud. Cualquier ecuación de prestación que prescinda de ella está condenada a quedar fagocitada en los afanes de rentabilidad económica a expensas de perder el rumbo respecto de la naturaleza de una actividad que es la expresión de un saber dispuesto con vocación y compromiso, y que no puede ser pensada y actuada sin desvirtuarse, vacía de ese *pathos*.

Si, como afirmáramos, la cuestión ética aparece allí donde el vínculo humano tiene lugar, donde aquel que es objeto de nuestra atención está presente con sus necesidades, la tarea por delante, entonces, es continuar o llevar a la práctica los saberes con la misma capacidad que hemos logrado, por ejemplo, valorar los acuerdos en los comités hospitalarios de ética, esto es, estar alerta, conscientes críticamente, de las implicancias éticas en cada una de nuestras elecciones cotidianas. Ser conscientes también de los límites para evitar las omnipotencias, las sutiles maniobras de imposición de poder de dominio,[77] durante el desenvolvimiento de la profesión, de la condición humana que nos asiste, que también adolece de defectos y limitaciones pero que no puede adolecer de una disposición generosa en la donación profesional, porque esta disposición es el sentido de la profesión. Solamente pensar la idea de salud pública es llamar al

---

[77] Puede ampliarse la problemática del poder en el horizonte de mi perspectiva filosófica, particularmente, con la lectura de *Lógica de la Distopía, Fascinación, desencanto y libertad*. Buenos Aires: Prometeo libros. 2008. También, en *Poder y libertad en la sociedad posmoderna*. Buenos Aires: Almagesto.1995.

encuentro con las personas y las comunidades, a proyectar con ellos y desde su modo de ser una alternativa a las condiciones fundamentales para una vida humanamente digna.

9
Bibliografía general

Beauchamp, T. – Childress, J., *Principles of Biomedical Ethics*, Oxford, Oxford University Press. 2001. 5ta edición. - Versión en castellano de esta obra: *Principios de ética biomédica* , Barcelona: Masson, 1999.

Bioética. Salamanca: Publicación de Universidad Pontificia de Salamanca/ Universidad de Oviedo, 1995.

Bórmida, Marcelo. *El método fenomenológico en etnología*, Buenos Aires: Servicio de Fichas de Antropología. Facultad de Filosofía y Letras de la UBA, 1970.

Calvo Roy, José Manuel, "Querella de las embarazadas víctimas de radiaciones en EE.UU. en los años 40", en *El País* (Madrid) 2 de febrero de 1994.

Darras, Christian, "Bioética y salud pública: al cruce de los caminos", en *Interfaces. Acta Bioethica*, 2004, año X. n° 2; pp. 227-233.

Dei, H. Daniel "El carácter transdisciplinario de las Ciencias de la Salud", en *Conexiones. Revista Argentina de Salud Mental*. Publicación de la Asociación Argentina de Salud Mental. Año 4, n° 12 Marzo de 2008.

Dei, H. Daniel,"Vocación, decisión y compromiso social", exposición en el 6° Congreso de Atención Primaria de la Salud de la Provincia de Buenos Aires. - 4° Encuentro Nacional de APS – Mar del Plata, 11-12-13 de setiembre 2013.

Dei, H. Daniel. *La cuestión del hombre*. Buenos Aires: Prometeo Libros. 2008.

Dei, H. Daniel. *Pensar y hacer en investigación,* 2 Tomos. Buenos Aires: Docencia, 2002.

Dei, H. Daniel. *The Human Being in History. Freedom, Power, and Shared Ontological Meaning*. Lanham, Maryland. Lexington Books. 2003.

Dei, H. Daniel. *Lógica de la Distopía, Fascinación, desencanto y libertad*. Buenos Aires: Prometeo libros. 2008.

Dei, H. Daniel. *Poder y libertad en la sociedad posmoderna*. Buenos Aires: Almagesto. 1995.

Estévez, Agustín V., *Bioética. De la cuestión nominal a la caracterización de su concepto*, Bahía Blanca: Editorial de la Universidad Nacional del Sur, 2002.

European Network of Scientific Co-operation on Medicine and the Rights, *The Human Rights, Ethical and Moral Dimensions of Health Care*, Vol. 432. Council of Europe Publishing, 1998.

Frankl, Víctor E. *El hombre doliente. Fundamentos antropológicos de la psicoterapia.* Barcelona: Herder. 1987. Incluye *Homo patiens* Ensayo de una patodicea".

González Quintana, Constantino, *Dos siglos de lucha por la vida: XIII-XIV. Una Contribución a la historia de la Bioética*. Salamanca: Universidad Pontificia de Salamanca / Universidad de Oviedo. 1995.

González Valenzuela, Juliana (coord.), *Dilemas de Bioética*, México: UNAM-Comisión Nacional de los Derechos Humanos y F.C.E., 2007.

Gracia Diego, *Fundamentos de Bioética*, Madrid: Eudema, 1989.

Gracia, Diego, "Qué es un sistema justo de servicios de salud. Principios para la asignación de recursos escasos", en *Bioética. Temas y perspectivas*, Núm., 527, Washington: OPS, 1990, pp. 187-201.

Gracia, Diego, *Como arqueros al blanco. Estudios de bioética.* Madrid: Triacastella, 2004. Colec. Humanidades Médicas.

Gracia, Diego, *Procedimientos de decisión en ética clínica*, Madrid: Triacastela, 2007.

Guyat, David, "Unit 731", en: http://www.deepblacklies.co.uk/unit731-part1.htm

Jahr "Drei Studien zum 5. Gebot. Ethik. Sexual-und Gesellschaftsethik" 11, 1934, pp. 183-187).

Jahr, Fritz, "Bio-Ethik. Eine Umschau über die ethischen Beziehungen des Menschen zu Tier und Pflanze", en *Kosmos. Handweiser für Naturfreunde* 24 (1), 1927, pp. 2-4.

Jakobovits, I. *Jewish Medical Ethics.* New York: Bloch Publishing, 1975.

Jonsen, A. R. – Siegler, M. –Winslade, W. J., *Ética Clínica. Aproximación práctica a la toma de decisión es éticas en la medicina clínica.* Prólogo de Victoria Camps. Barcelona: Editorial Ariel. 2005.

Kauss, Arnoldo "Controversias sobre células troncales. Comentario sobre el trabajo de Anne Fagot-Largeault, en Gonzáles Valenzuela Juliana (coord.). *Dilemas...*, p. 79 ss.

Klimovsky, Gregorio. *Las desventuras del conocimiento científico. Una introducción a la epistemología.* Buenos Aires: AZ editora. 1994; p.30.

Kuhn, Thomas S., *La estructura de las revoluciones científicas*, México, F.C.E. 1971 y sucesivas ediciones.

Laín Entralgo, Pedro. *La medicina hipocrática.* Madrid: Revista de Occidente. 1970.

Lemarchand, Guillermo A. (editor), *Ciencia para la paz y el desarrollo: el caso del Juramento Hipocrático para Científicos*, Montevideo: UNESCO - Oficina Regional de Ciencia para América Latina y el Caribe, 2010.

Lolas Stepke, Fernando, *Bioética y antropología médica*, Santiago de Chile: Publicaciones Técnicas Mediterráneo, 2000.

Lolas, Fernando, "Bioethics and animal research. A personal perspective and a note on the contribution of Fritz Jahr", en *Biological Research*, v. 41, n.1, Santiago de Chile, 2008.

Lucas – Ariel, 2005; pp. 9-10. Camps, Victoria, "Prólogo a la edición española", de

Maeso, Silvia. D. "La perspectiva hermenéutica en ciencias sociales", en Dei, H. Daniel (edit.). *Pensar y hacer en investigación*. Volumen 2. Buenos Aires: Editorial Docencia. 2002; pp. 665-631.

Mainetti, José Alberto. *Ética médica,* La Plata: Quirón, 1989.

Maliandi, R. – Thüer, O., *Teoría y praxis de los principios bioéticos*, Remedios de Escalada: Ediciones de la Universidad Nacional de Lanús.

Maliandi, R. *Ética Convergente*, Tomos I, II y III. Buenos Aires: Las Cuarenta, 2010 - 2013.

Maliandi, Ricardo, "Los paradigmas de aplicabilidad ética", en Fernández G. (comp.), *El Giro Aplicado*, Remedios de Escalada: Ediciones de la UNLa, 2002.

Maliandi, Ricardo, *Ética: dilemas y convergencias. Cuestiones éticas de la identidad, la globalización y la tecnología,* Buenos Aires: Editorial Biblos – Ediciones de la Universidad Nacional de Lanús, 2006.

OPS/OMS. Bioética. Temas y perspectivas. Publicación científica 527, Washington, D. C., 1990.

Pellegrino, Edmund D. – Thomasma, David, *Virtues in Medical Practice*, Oxford: Oxford University Press, 1993.

Pérez Cárdenas, C. Marcelino, *La ética en salud. Evolución histórica y tendencias contemporáneas de desarrollo,* Escuela Nacional de Salud Pública:

Pérez Tamayo, Ruy. *¿Existe el Método Científico? Historia y realidad*. México. FCE, 1990; VI, 4.

Potter, R. *Bioethics: Bridge to the Future*, Englewood Cliffs NJ: Prentice Hall. 1971.

Reichenbach, Hans. *Experience and Prediction*. Chicago: University of Chicago Press. 1938.

Ross, David, *Fundamentos de Ética*, Buenos Aires: EUDEBA. 1972.

Shah, Idries. "El perro y el asno", en *Cuentos de los Derviches. Historias-enseñanza de los Maestros Sufis a través de los últimos mil años*. Introd. Robert Graves. Barcelona: Ediciones Paidós. 1981.

Tealdi, J. C. (Director), *Diccionario latinoamericano de bioética*. UNESCO-Universidad Nacional de Colombia, Bogotá, 2008.

Tealdi, Juan Carlos – Mainetti, José Alberto. "Los comités hospitalarios de ética." En: www. hospitalbariloche.com.ar/ArchivosBIO/A5.pdf. s/f/e.

Tealdi, Juan Carlos, "Bioética", entrada al *Diccionario del Pensamiento Alternativo* (H.Biagini – A. Roig, directores), Buenos Aires: Ediciones de la UNLa – Biblos, 2008.

Torralba i Roselló, F., *Filosofía de la Medicina. En torno a la obra de E.D. Pellegrino*, Madrid: Institut Borja de Bioética-Fundación Mapfre Medicina, 2001.

Torres Tovar, M., "El reto por desarrollar una salud pública en contraposición a una salud privada", en *Rev Cubana Salud Pública*, vol. 33, n°. 4 Oct.-Dic. 2007.

Universidad de Navarra - Departamento de Humanidades Biomédicas. Registros Web: *American Journal of Nursing* 11 (10): 777.

von Gebsattel, V. E. Freiherr. *Antropología Médica*. Prólogo de José Soria, trad. J. Soria y S. Cervera Enguix. Madrid. Ediciones Rialp. 1966.

Páginas de Internet

http://www.bioeticanet.info/documentos/nuremberg.pdf - Fecha de captura: 22-10-2014.

http://www.sld.cu/galerias/pdf/sitios/infodir/la_etica_en_salud._evolucion_y_tendencias.pdf

http://bioeticadeasturias.com – Fecha de captura: 18-11-2014.

http://www. hospitalbariloche.com.ar/ArchivosBIO/A5.pdf.

http://www.deepblacklies.co.uk/unit731-part1.htm

www.ingramcontent.com/pod-product-compliance
Lightning Source LLC
Chambersburg PA
CBHW080552220526
45466CB00010B/3129